Adelgazar sin matarse

Prácticos
Nutrición y Dietética

Jaime Brugos

Adelgazar sin matarse

El método más efectivo
para ganar salud y perder peso

mr · ediciones

Este libro y los consejos que en él se exponen no pretenden ser un tratamiento para ninguna enfermedad, ni sustituir la intervención de la medicina. Si usted padece o cree padecer cualquier enfermedad o está embarazada, debe consultar a su médico antes de seguirlos.

Supervisión médica: José Luis Terreros Blanco, doctor en Medicina Deportiva y director del Centro de Medicina del Deporte de Aragón

Paseo de Recoletos, 4. 28001 Madrid
www.mrediciones.com

Diseño de la cubierta: Hans Geel
Ilustración de la cubierta: AGE Fotostock
Ilustraciones del interior: Pillet
Primera edición en Colección Booket: enero de 2007

Depósito legal: B. 49.429-2006
ISBN: 978-84-270-3274-3
Impresión y encuadernación: Litografía Rosés, S. A.
Printed in Spain - Impreso en España

Biografía

Jaime Brugos (Madrid, 1939) abrió su primer gimnasio en Madrid en 1962, año en que empezó a practicar su verdadera pasión: la nutrición y la preparación física. Siguiendo las pautas de la época, se hizo vegetariano y sus primeros estudios estuvieron orientados a la medicina natural y la herbodietética. Entonces se pasó a la macrobiótica y al higienismo, estudiando a fondo y convirtiéndose en fiel seguidor de todas las dietas que fueron apareciendo.

A los cuarenta años, incapaz de evitar que su cuerpo alcanzara los 96 kilos, principalmente de grasa, se sentía decepcionado. Decidido a descubrir la verdadera causa de su fracaso rompió con las teorías aprendidas para analizar, con espíritu crítico, el proceso de la digestión y del metabolismo de las grasas, los carbohidratos y las proteínas. Tras años elaborando dietas para deportistas y alimentos complementarios, y orientando todas sus investigaciones hacia los efectos de la nutrición sobre la salud, el adelgazamiento y la longevidad, en 1992 creó un sistema nutricional propio que divulgó en su libro *Dieta isoproteica. Adelgace definitivamente con salud*. Durante los últimos años ha trabajado con el problema de la obesidad mórbida en Estados Unidos, donde realizó un doctorado en nutrición.

ÍNDICE

CARTA AL LECTOR

Estimado lector:

Si usted ha adquirido este libro con la intención de mejorar su salud y cuidar su forma física a través de la nutrición, ya merece mi más sincera enhorabuena. Agradezco la confianza que ha depositado en mí y le garantizo que si sigue correctamente las indicaciones de este libro, mejorará sustancialmente su salud.

Durante los 45 años que llevo dedicado al tema de la nutrición, he ayudado a adelgazar a miles de personas. Puedo asegurar que la inmensa mayoría, cuando vinieron a mí, estaban convencidas de que conocían perfectamente la dieta ideal para adelgazar, pues habían oído y leído tantos consejos dietéticos que creían estar perfectamente informados, aunque a ellos no les hubieran dado resultado. En esos conocimientos había errores, pero ellos no podían aceptarlo de entrada, pues como dice un amigo mío psiquiatra: «Lo más difícil del mundo es "desaprender"».

Y es tan difícil desaprender que cuentan que Galileo, cuando estudiaba la anatomía humana diseccionando cadáveres, descubrió que al corazón (que, según Aristóteles, era el centro del sistema nervioso) sólo llegaba un nervio, mientras que al cerebro llegaban todos los nervios del cuerpo. Cuando estaba explicándoselo a sus alumnos, uno de ellos le replicó: «Profesor, expone usted con tanta claridad que el cerebro es el centro del sistema nervioso que, si no fuera porque Aristóteles nos enseñó que lo es el corazón, diría que usted tiene razón». ¡Somos así de testarudos! Por más que nos demuestren las cosas, cuando hemos aprendido lo contrario, siempre dudaremos hasta que no las experimentemos en nosotros mismos y veamos los resultados con nuestros propios ojos.

Estamos a las puertas de un cambio total en los conceptos que teníamos sobre el valor de los alimentos, y por eso resulta muy fácil dudar. Por ejemplo, llevamos más de 40 años oyendo que las grasas son perjudiciales y pasará mucho tiempo hasta que lleguemos a aceptar que no solamente no son perjudiciales, sino que resultan necesarias e imprescindibles para el buen funcionamiento de nuestro organismo. En los últimos meses se han realizado numerosos estudios que demuestran la importancia de las grasas (que generalmente van unidas a las proteínas), aunque la mayoría de los expertos médicos siguen rechazándolas y excluyéndolas de las dietas de adelgazamiento.

Quiero advertir que muchos de los nuevos conceptos que se explican en este libro pueden chocar frontalmente con las ideas que usted tenía y que todos hemos tenido. De antemano, le pido disculpas si en algo parezco exagerado, pero se trata de un problema tan grave y la necesidad de ayudar a los millones de personas afectadas es tan urgente que creo que debemos volcar toda nuestra energía y determinación para lograrlo.

He experimentado profundamente todos los planteamientos que presento en esta obra, y estoy tan convencido de ellos que le ruego que me conceda el margen de confianza necesario para terminar de leerla con atención. Si después de todas las pruebas que proporciono, aún no está totalmente convencido, le recomiendo que haga un pequeño experimento personal y siga mis pautas durante tres meses, los resultados serán la prueba definitiva que necesitaba.

Con mi agradecimiento y consideración.

JAIME BRUGOS, doctor en nutrición, Ph. D.

INTRODUCCIÓN

La salud plena y la longevidad no es una excepción accidental
ni el premio mayor de una lotería del destino,
sino la consecuencia natural de una perfecta nutrición.

Los problemas derivados de la mala nutrición, como son todas las enfermedades degenerativas y la obesidad, afectan tan gravemente y a tantos millones de personas en los países desarrollados que se ha hecho urgente revisar, con espíritu crítico y constructivo, todos nuestros conocimientos sobre nutrición y las recomendaciones que sobre esta materia se hacen a la población.

Es evidente que en algo estamos equivocados (yo creo que en mucho) cuando no sólo no logramos que mejore la situación, sino que, más bien al contrario, empeora dramáticamente cada año que pasa.

Cuando estudiamos anatomía y nutrición damos por descontado que todo lo que nos están enseñando es correcto y está suficientemente demostrado y experimentado. Por tanto, lo aprendemos y asimilamos sin analizarlo con el necesario espíritu crítico y comprobando que los hechos corroboren las teorías. Por desgracia, los hechos nos están demostrando todos los días que esas teorías no son correctas.

La nutrición ha sido una ciencia muy poco estudiada y valorada. Hace apenas 50 años no se sabía, ni tan siquiera, cómo extraen las células la energía de los alimentos. Fue en 1953 cuando Hans Adolf Krebs recibió el Premio Nobel de Fisiología y Medicina por descubrirlo y plasmarlo en el llamado «ciclo de Krebs».

Este importante descubrimiento, muy valorado en su época, y que supuso un paso fundamental en el estudio de los efectos de los alimentos, **ha causado, paradójicamente, un extraordinario daño en el avance de los estudios sobre nutrición,** dando origen al más grave error de concepto en los mismos. Al conocerse la forma en que el cuerpo aprovecha la energía de los alimentos se desencadenó una verdadera obsesión generalizada por las calorías, como si al saber cuántas calorías proporciona cada alimento ya supiéramos todo lo que necesitamos saber para estar bien nutridos. La práctica totalidad de los investigadores enfatizaron esa conversión de los alimentos en energía en detrimento de la verdadera función de los mismos: fortalecer y regenerar nuestro organismo.

Tratar de plasmar y simplificar el valor de la nutrición en una fórmula matemática, que, por demasiado sencilla, es incompleta: **proteínas x 4 + carbohidratos x 4 + grasas x 9 = valor nutritivo,** llevó a muchos investigadores a concentrarse en el valor energético de los alimentos, como si sólo fueran simples productores de energía. Se «satanizaron las grasas» sólo porque tienen 9 calorías por gramo y equipararon las proteínas y los carbohidratos porque tienen 4, olvidando e infravalorando la verdadera utilidad de los alimentos: **la función regeneradora de los mismos.**

La conclusión inmediata, que a simple vista parecía muy lógica, fue: «Si ya sabemos cuántas calorías proporciona cada uno de los alimentos, bastará con contarlas y reducirlas para que la persona adelgace». Pero, por desgracia, el tema no es tan fácil ni el cuerpo humano es una caja cerrada donde entran calorías por un lado y salen por otro. No podemos reducir las múltiples funciones de los alimentos a la de simples productores de energía, ni equiparar esas distintas funciones. Cuando se reducen las calorías sin mejorar la calidad de los alimentos, sólo se logra, como han podido comprobar dramáticamente millones de obesos en todo el mundo, que a medio plazo **la persona se debilite, pierda tono muscular, reduzca su metabolismo y siga engordando, a pesar de ingerir menos calorías.**

Otra consecuencia de aquel enfoque tan simple fue llegar a decir que todas las calorías son iguales, de ahí a la errónea conclusión de que para adelgazar basta con ingerir menos calorías de las que se gastan, sin importar de dónde provengan. Mi primer objetivo es demostrar, irrefutablemente, lo errado y peligroso de estas conclusiones.

Como veremos a lo largo de este libro, si nos alimentamos correctamente, esa valoración exclusivamente energética de los alimentos sólo es aplicable a una pequeña parte de los mismos, que es la que vamos a utilizar como combustible, mientras que las otras funciones de los alimentos (desarrollo, protección y regeneración), que nada tienen que ver con la energía, son las que regeneran de verdad nuestras células, fortalecen nuestra salud y nos protegen de todas las enfermedades degenerativas.

Lo cierto es que en **nutrición, aún hoy, no sabemos casi nada de lo verdaderamente importante.** En mi opinión, ningún experto del mundo puede decir que sabe mucho de nutrición mientras no logre superar lo que la naturaleza ha logrado espontáneamente: que una persona viva más de 122 años.

La mujer más longeva del mundo, Jeanne Louise Calment, una francesa que murió en Biarritz (Francia) en 1997 a los 122 años, vivió hasta esa edad sobreviviendo a dos guerras mundiales, con sus racionamientos y padecimientos, pese a no tener ningún conocimiento especial de nutrición ni acceso a los últimos descubrimientos. Si un nutricionista no es capaz de superar esa longevidad, éticamente no puede presumir de saber mucho de nutrición, sabrá muchas teorías, pero en la práctica esas teorías no parecen tener nada que ver con la realidad.

Una vez demostrado que el hombre puede vivir más de 120 años, es totalmente inadmisible que en pleno siglo XXI, con los increíbles avances que hemos logrado en muchos otros campos de la ciencia, como por ejemplo conseguir clonar animales haciendo que de una sola célula se reproduzca un nuevo ser, estemos viviendo 20, 30, 40 o 50 años menos de lo que podríamos. Éste es el despilfarro más grande de la humanidad, el hombre no se muere a los 80 o 90 años, **el hombre se mata** a esa edad a fuerza de haber estado malnutriéndose toda la vida, a fuerza de haber ingerido alimentos basura, calorías vacías que no nutren ni regeneran su cuerpo y que, por su escaso valor regenerador, jamás se deberían haber incorporado a la alimentación humana.

Nuestras normas de alimentación siguen estando basadas en lo que comían nuestros antepasados desde hace cientos de años y sin ningún conocimiento científico. (Y, a veces, en momentos de escasez, guerra y calamidad, en los que había que llenar el estómago con lo que se pudiera.) Lo cierto es que nuestra alimentación diaria, e incluso la dieta equilibrada que venimos recomendando, están a años luz de lo que debería ser la dieta ideal que nos garantizara una salud robusta y una perfecta regeneración celular.

Nuestra nutrición no puede ni debe estar basada solamente en las calorías que nos proporciona. El principio básico debería ser el mantenimiento y la regeneración permanente de las células que componen el organismo para lograr así un envejecimiento lo más lento posible, al tiempo que nuestro cuerpo esté lo más sano posible.

Se han escrito miles de libros sobre dietas, pero lo cierto es que hasta hoy, la regeneración celular nunca había sido la prioridad fundamental de un estudio sobre la nutrición.

Además, ¿no cree usted que si nuestros conocimientos estuvieran suficientemente demostrados sería imposible que hubiese tantas teorías distintas y en muchos aspectos opuestas, y que los medios de comunicación nos bombardearan constantemente con miles de dietas milagrosas, a cual más peligrosa para la salud?

Me propongo explicar, de la forma más detallada y clara posible, lo que no se ha explicado hasta ahora: por qué fracasan y por qué han de hacerlo necesariamente todas las dietas de adelgazamiento que hasta la fecha se han elaborado. Cuando lo comprenda, le resultará muy fácil seguir la dieta que su cuerpo necesita.

He pasado casi toda mi vida profesional en España, uno de los países mejor nutridos (dentro de lo que cabe) y que en estos momentos ocupa el primer lugar en el mundo en cuanto a longevidad. Aunque las diferencias no sean de tal magnitud que nos permitan cantar victoria, lo cierto es que en nuestro país la obesidad y las enfermedades degenerativas no representan un problema tan acuciante como en Estados Unidos. La primera vez que visité este país, hace ya 25 años, me quedé muy impresionado por el enorme porcentaje de obesos y por lo exagerado de las obesidades que conocí. Me pareció increíble que se pudiera llegar a esos límites sin hacer nada para evitarlo.

Pronto comprendí que había sido un extraordinario conjunto de circunstancias las que se habían dado para llegar a esas situaciones y que, quizá, yo era una de las pocas personas con suficiente experiencia en nuevos sistemas nutricionales como para poder ayudar a tantos millones de seres afectados por ese gravísimo problema.

Cuando hace unos diez años decidí trasladarme a Estados Unidos e iniciar la difícil tarea de intentar cambiar las costumbres alimenticias, empecé a estudiar concienzuda e intensamente los casos más exagerados y entendí que estas personas no habían llegado a esa situación por dejadez o abandono, sino que la mayoría de ellas ni siquiera eran conscientes de que su exceso de peso fuera tan peligroso para su salud. Estaban tan acostumbrados a vivir siendo obesos, y entre obesos, que, simplemente, se sentían uno más: ¡no se veían gordos! Para mí, esa actitud era tan incomprensible como la de los anoréxicos, que no se ven delgados pese a estar en los huesos y no comprenden que esa situación puede conducirles a la muerte.

Después de seguir estudiando el problema durante años y de observar infinidad de similitudes, he llegado a la conclusión de que en el caso de las personas muy obesas, que no son conscientes de su situación, existe también una alteración de la percepción cerebral que, al igual que a los anoréxicos, les impide ver su cuerpo como realmente es. A esa alteración del funcionamiento cerebral la llamo **megarexia**, que, de igual modo que la anorexia, puede ser calificada como una enfermedad muy peligrosa.

Para mí, la megarexia es la epidemia que está destruyendo América. Puedo parecer exagerado, pero si analizamos a fondo este problema, nos daremos cuenta de que el gigantesco crecimiento de esta enfermedad no sólo supone un enorme derroche de dinero para el gobierno estadounidense, sino que el deterioro físico y mental que produce, en un porcentaje tan elevado de su población, está neutralizando todos los avances de la moderna medicina. Si no se encuentra una solución en los próximos años, se dará la terrible paradoja de que **los hijos vivirán menos que sus padres**. Se trata de una amenaza interna real mucho más grave que cualquier amenaza externa. El resto de los países industrializados están siguiendo el mismo camino y en pocos años se enfrentarán a la misma epidemia.

En 1992 publiqué *Dieta isoproteica. Adelgace definitivamente con salud,* que tuvo un extraordinario éxito en España. No obstante, decidí trasladarme a Miami para continuar trabajando e intentar cambiar las malas costumbres alimenticias que cada vez se extendían más. En estos años me he tenido que adaptar a este país realizando estudios universitarios y de posgrado en nutrición y analizando exhaustivamente las circunstancias que han llevado al país más desarrollado del mundo a convertirse en el peor nutrido.

El fin primordial de este libro, además de enseñar a nutrirse lo mejor posible, es acabar definitivamente con la peligrosa idea, muy arraigada en nuestra sociedad, de que para adelgazar hay que comer menos. Esta idea falsa, que siempre conduce a la desnutrición, ha sido tan generalmente aceptada que para mí es la causante número uno del deterioro de la salud mundial, por eso he titulado este libro *Adelgazar sin matarse.*

También pretendo estudiar, por vez primera, la megarexia, que es la consecuencia final y más grave de la malnutrición generalizada que padece el mundo. Analizaré asimismo el papel de esa malnutrición como factor desencadenante de todas las enfermedades degenerativas, de la obesidad y de la degeneración celular que conduce a una muerte prematura.

Muchos de los conceptos que voy a tratar aquí son ideas y experiencias nuevas que constituyen el paso más importante dado hasta la fecha para encaminar la nutrición humana hacia la perfecta regeneración celular. Es una investigación seria de los sistemas nutricionales que pueden conducir al hombre a duplicar primero, y quizá a prolongar después indefinidamente, la duración de la vida. Si tenemos en cuenta otras importantes investigaciones en el campo de la biología celular y de la regeneración de los cromosomas, es posible que algunos de los que vivimos actualmente podamos disfrutar de muchos de los beneficios que, en un futuro inmediato, se lograrán en el campo de la longevidad.

Llevo más de 40 años dedicado a estudiar la nutrición y sus consecuencias sobre la salud, la forma física y la longevidad, pero lo que de verdad me ha permitido escribir un libro de nutrición completamente distinto a todos los que se han publicado es que, durante los últimos 25 años, mi obsesión y principal objetivo ha sido estudiar e investigar hasta los últimos detalles todo el proceso de nutrición y regeneración celular, con la intención de lograr nutrir mi cuerpo y prepararlo de la mejor manera posible (de forma similar a como se prepara un atleta para batir un récord) para tratar de superar la marca de longevidad que antes comentábamos de 122 años. Sólo así podré demostrar definitivamente que **la longevidad no es una excepción accidental ni el premio mayor de una lotería del destino, sino la consecuencia natural de una perfecta nutrición.**

Y como un récord se logra mejor en equipo, estoy formando un grupo de personas, alguna de las cuales quizá se me adelante y logre superarlo antes que yo, que con toda seguridad continuará batiendo y elevando ese registro tras mi muerte. Será el resultado del esfuerzo e investigación de toda una vida.

Toda la investigación y experiencia acumuladas durante este tiempo pueden ser sumamente beneficiosas para millones de personas, y, sobre todo, para usted. Por eso quiero divulgar aquí los conceptos básicos explicados de la forma más sencilla, para que puedan ser asimilados por cualquier persona que los lea con interés, aunque no tenga muchos conocimientos de esta materia.

En los últimos meses estamos observando una fuerte revisión de los conceptos nutricionales tradicionales y viviendo un verdadero *boom* en la oferta de productos con bajo contenido de carbohidratos, conocidos como *low carb,* en oposición a los *low fat,* o bajos en grasas, recomendados anteriormente. Se levantan cientos de voces a favor y en contra y se estudian resultados y efectos secundarios a los 6 meses o al año de seguimiento de las dietas *low carb.* Pues bien, creo que mi experiencia en este campo puede aclarar muchas dudas y ofrecer muchas explicaciones. Soy, si no el único, una de las poquísimas personas en el mundo que lleva más de 25 años experimentando los ahora considerados nuevos conceptos en su grado más extremo, intentando llegar a los 0 carbohidratos. Con una continua mejoría en mi estado de salud, hoy, con 65 años, ofrezco esa experiencia como ejemplo de su efectividad.

Mi objetivo de batir el récord de longevidad es sólo el principio de una revolución nutricional orientada a aumentar la longevidad y la calidad de vida. Como no se trata de una tarea fácil (puede incluso convertirse en la obra más importante de la humanidad), he decidido dedicarle el resto de mis días, reuniendo para ello a un importante grupo de técnicos colaboradores, al que espero se vayan incorporando miles de expertos de todo el mundo que tengan inquietudes similares.

Me gustaría que en esta apasionante aventura participaran otras personas que, aunque no sean profesionales en la materia, deseen estar informadas de primera mano de todos los descubrimientos que se vayan realizando. Si desea más información, puede visitar nuestra página en internet www.adelgazarsinmatarse.com o comunicarse directamente conmigo a través de mi correo electrónico: brugosdiet@yahoo.com.

I

MEGAREXIA: PELIGROSA EPIDEMIA FUERA DE CONTROL

La obesidad y sus consecuencias constituyen hoy la primera causa de muerte en el mundo desarrollado.

Se considera una epidemia todo aquello que afecta a más del 20% de la población de un país. A comienzos del siglo XXI la obesidad o sobrepeso afecta a más del 60% de la población de Estados Unidos, y la obesidad infantil a más del 20% de los niños norteamericanos.

Lo mismo está empezando a suceder en Europa, donde un trabajo presentado hace poco por el International Obesity Task Force señala que los niños italianos son los más gordos, por delante de los españoles (27%), los suizos (24%), los ingleses (20%) y los franceses (19%), lo que pone en tela de juicio, según este estudio, los efectos beneficiosos que se atribuyen a la dieta mediterránea.

Asimismo, todas las enfermedades degenerativas están volviéndose epidémicas, desde la diabetes, la arteriosclerosis, las enfermedades cardiovasculares, la osteoporosis, etc., aumentando dramáticamente el número de afectados sin que las autoridades competentes encuentren la forma de frenar esa tendencia ni evitar los millones de muertes prematuras que acarrean.

La obesidad mórbida, aquella en la que el porcentaje de grasa ha aumentado tanto que pone en serio peligro la vida del paciente, también afecta a más del 20% de los adultos norteamericanos y representa, sin lugar a dudas, el más serio problema de salud al que se enfrenta la sociedad norteamericana en toda su historia.

Un reciente estudio del Centro de Control de Enfermedades (CDC) en Atlanta, dependiente del gobierno federal, afirma que «Estados Unidos será el país de los obesos en 2010», año en el que más de la mitad de la población será obesa y vivirá menos que sus padres. Otro estudio afirma que el 35% de los nacidos en 2000 será diabético al llegar a la edad adulta. Y según afirma Roland Sturn, de la Rand Corp. en Santa Mónica, California, la obesidad clínicamente grave está aumentando el doble de rápido que la obesidad moderada. La cifra de obesos casi se duplicó entre 1986 y 2000, pero el número de los que tienen sobrepeso de 50 kilos o más (megarexia) se cuadruplicó en el mismo período. Además, en 2002 unas 420.000 personas murieron prematuramente por enfermedades relacionadas con la obesidad, mientras que las que fallecieron por causas relacionadas con el tabaquismo (que está en descenso) fueron unas 410.000. También según el CDC, los gastos médicos de enfermedades vinculadas con la obesidad ascendieron en 2003 a 75.000 millones de dólares.

Es fácil hablar de estadísticas y porcentajes, pero es necesario profundizar en ellos para comprenderlos y valorar la dramática realidad que representan. Cuando decimos el 20% de la población estamos hablando de ¡cincuenta millones de personas! Cincuenta millones de seres humanos que llevan una vida con grandes limitaciones, que sufren una mayor propensión a padecer todas las enfermedades degenerativas, que tienen menos defensas contra infecciones de todo tipo y que, en definitiva, van a vivir 20, 30 o 40 años menos de lo que realmente deberían.

Está tan demostrado que las personas obesas viven menos que las compañías de seguros aumentan el precio de sus pólizas hasta tres y cuatro veces más para las personas con sobrepeso, porque **saben que van a morir antes.** Un informe de la Asociación de Compañías Aseguradoras de Estados Unidos demostró que el riesgo de muerte prematura aumenta un 15% en las personas cuyo peso corporal es un 10% mayor que el considerado normal; un 25%, si el sobrepeso es un 20% superior y un 50% de aumento de riesgo, si el sobrepeso supera el 30%. Se considera obeso a todo aquel que supera un 20% su peso normal.

Mientras escribo este libro y el mismo día que cumplo 65 años, aparece en la prensa norteamericana una noticia titulada: «La obesidad amenaza con ser la causa de muerte número uno en Estados Unidos». En ella, Julie Louise Gerberding, directora de los Centros para el Control y la Prevención de Enfermedades (CDC) alerta sobre el aumento de la obesidad, que amenaza con convertirse en la primera causa de muerte en Norteamérica y sugiere que las personas obesas eliminen 100 calorías al día o las quemen haciendo ejercicio para evitar que sigan engordando. Lamento no poder estar de acuerdo con ella, no creo que la cuestión sea tan sencilla como quemar 100 calorías diarias, seguir comiendo la misma «basura» que les está engordando y esperar obtener resultados.

La verdadera amenaza para la salud de la humanidad no es la obesidad, sino la malnutrición que da lugar a esa obesidad. Comiendo menos y desnutriéndose se puede adelgazar, pero se acorta la vida. Lo verdaderamente importante para alargar la vida es **adelgazar sin matarse.**

Como veremos, y creo que soy el primero en explicarlo claramente, la realidad es que las personas que viven menos son las personas desnutridas, sean o no obesas. Y la mayoría de las personas obesas que he conocido estaban desnutridas e incluso, muchas de ellas, anémicas. El estar obeso no quiere decir estar bien nutrido, ni siquiera suficientemente nutrido. Pero tampoco el estar delgado lo garantiza.

Es muy frecuente que la persona obesa se sorprenda al hacerse un análisis de sangre y enterarse de que está anémica, pues la idea generalizada es que el que está obeso es porque está sobrealimentado. La realidad, en el mundo desarrollado, es que el obeso está sobrealimentado con «comida basura», calorías vacías, alimentos que no alimentan pero engordan y sin embargo, está subalimentado de nutrientes esenciales.

Tan peligroso es estar obeso como estar delgado y desnutrido. En ambos casos, son personas que morirán más jóvenes y tendrán más propensión a padecer todas las enfermedades degenerativas. Dicho más claramente, hay dos tipos de personas desnutridas:

A) Aquellos que no toman una cantidad suficiente de nutrientes esenciales, o lo hacen inadecuadamente, pero sí consumen abundante «comida basura». Estas personas estarán obesas y morirán jóvenes como consecuencia de alguna enfermedad degenerativa.

B) Y aquellos otros que tampoco toman una cantidad suficiente de nutrientes esenciales, o los toman inadecuadamente, y, además, para no engordar evitan también los «alimentos basura». Estas personas estarán delgadas, a veces demasiado, pero también morirán jóvenes y tendrán propensión a padecer todas las enfermedades degenerativas. Hablaremos ampliamente de todo esto en el libro.

Uno de los motivos fundamentales por los que me fui a vivir a Estados Unidos es que en mi primer viaje, como ya relaté, sufrí una fuerte conmoción al observar la enorme proporción de obesos que aquí existe y el grado exagerado de esas obesidades. Para mí fue traumático ver a todos esos niños y niñas de 10, 12 o 15 años deformados completamente por la grasa, entorpecidos en sus movimientos y, en muchos casos, acomplejados. Se veían gravemente afectados en su desarrollo intelectual y condenados, sin culpa y para toda su vida, a luchar contra innumerables problemas de salud y, en definitiva, a morir mucho antes de lo que debieran. Hubiera querido acercarme a ellos y a sus padres y decirles: «¡Puedo ayudarles!, ¡puedo librarles de esa pesada carga!». Por desgracia, ha habido tal cantidad de charlatanes, de dietas absurdas, de pastillas milagrosas que no sirven para nada que seguramente me hubieran tomado por un loco. En cualquier caso, este problema afecta a tantos millones de niños que poco hubiera podido hacer enfrentándolo personalmente.

En ese momento decidí que no podía permanecer de brazos cruzados ante tan grave situación, que no era ético desentenderme de tantos sufrimientos, que tras una experiencia de más de 40 años en este campo, era quizá la persona que podía y debía ayudarles. ¡Fue en ese momento cuando decidí escribir este libro!

Hace más de trece años, cuando publiqué mi primer libro sobre dietética, *Dieta isoproteica. Adelgace definitivamente con salud*, ya me había enfrentado, con un éxito sin precedentes, a los casos más difíciles de obesidad. Pero en Europa apenas existían en aquella época casos exagerados de obesidad y no fue sino hasta mi llegada a Estados Unidos cuando tuve que enfrentarme y empezar a estudiar a fondo los casos de personas con un 200% de sobrepeso y más.

En España los únicos estudios oficiales de nutrición se dan en la medicina, y la especialidad llamada endocrinología y nutrición está orientada al tratamiento de enfermedades y la nutrición adecuada para las mismas. Sucede igual en Estados Unidos, donde la enciclopedia nutricional de la clínica Mayo estudia meticulosamente la nutrición adecuada para cualquier enfermedad, pero apenas menciona la nutrición ideal para individuos sanos.

Fue por eso que al llegar a Estados Unidos decidí hacer un doctorado en nutrición (Ph. D.). Durante esos estudios me especialicé en los casos exagerados de obesidad, a los que llamo casos de megarexia.

¿QUÉ ES LA MEGAREXIA?

Muchas veces hemos oído decir que la obesidad es una enfermedad y también que, en muchos casos, es la causa de la diabetes u otras enfermedades degenerativas.

Esto no es cierto, la obesidad no es una enfermedad ni la causa de otras. Según mi criterio, es sólo un síntoma de malnutrición, y es ésta la que además de causar la obesidad causa también todas las enfermedades degenerativas.

La obesidad es, en muchos casos, un síntoma de desnutrición de las partes nobles del organismo (músculos, órganos internos, etc.) que ha provocado una pérdida tan grande del tono muscular y una bajada tan fuerte del metabolismo que hace que cualquier cosa que se coma se acumule en grasa.

Y repito: esa malnutrición o desnutrición de los tejidos nobles que es la causa de la obesidad es también la causa de todas las enfermedades degenerativas (diabetes, arteriosclerosis, enfermedades cardiovasculares, osteoporosis, etc.) de las que la medicina reconoce desconocer la causa.

Por eso voy a demostrar que al nutrirnos correctamente, al proporcionar la nutrición ideal a nuestros tejidos nobles, lograremos dar marcha atrás a la obesidad y proteger nuestro organismo contra todas las enfermedades degenerativas. Aprenderemos a «adelgazar sin matarnos».

Es asombroso que los científicos y los investigadores especializados más preparados del mundo sigan considerando la obesidad como la causa de las enfermedades degenerativas, en lugar de comprender que sólo es un síntoma más de la verdadera causa. Recientemente, la revista *Nature* publicó un estudio realizado por un equipo del Imperial College de Londres y del hospital Hammersmith en el que dicen haber comprobado que las personas obesas carecen o tienen una cantidad muy pequeña de la hormona de la saciedad (PYY3-36), que reduce el apetito tanto en individuos gordos como en delgados.

El profesor Steve Bloom, que colaboró en el estudio, advirtió que la obesidad es una enfermedad real que dobla la incidencia de casi todos los tipos de cáncer, además de ser la causa de infartos, enfermedades del corazón y diabetes, y que todos los logros de la civilización se están reduciendo a cero porque no somos capaces de dejar de «llenar nuestro estómago». Afirma, incluso, que nuestra población viviría 10 o 15 años más si fuera capaz de controlar su apetito.

Siguen sin darse cuenta de que el verdadero problema no es comer menos, sino comer menos «basura» y más alimentos nutritivos. Como comentario a la noticia se incluye que entre los alimentos que tienden a producir más cantidades de la hormona PYY3-36, que es una proteína, se encuentran la grasa y algunos alimentos altos en fibra. Es increíble la ceguera ante lo evidente, la hormona PYY3-36, como todas las hormonas, es proteína, y no cualquier alimento, sino sólo los que contienen proteínas, puede ayudar a producir más hormonas.

Decimos que la obesidad no es una enfermedad sino un síntoma de malnutrición, pero la exageración de la obesidad o, mejor dicho, la malnutrición continua que produce una obesidad exagerada puede llegar a enfermar nuestro cerebro, convirtiéndose así en una enfermedad que llamaremos megarexia.

Así como la anorexia es una enfermedad que afecta al cerebro distorsionando la realidad y haciendo que las personas afectadas, pese a estar extremadamente delgadas y desnutridas, se vean gordas hasta el extremo de llegar a la muerte, también la megarexia afecta al cerebro y hace que las personas obesas, con desprecio del daño que pueda causar a su salud el sobrepeso, y en contra de las opiniones de sus amigos o familiares e incluso de su propio médico, sigan viéndose bien. Y que, perdiendo la conciencia de la realidad, sigan acumulando peso y grasa hasta llegar a extremos de personas que con más de 200 kilos casi no caben por las puertas de sus habitaciones.

Estudiemos un poco más a fondo las semejanzas entre la anorexia y la megarexia y los caminos que conducen a cada una de estas enfermedades.

He tenido la oportunidad de tratar nutricionalmente a muchas personas, sobre todo a mujeres afectadas de anorexia o bulimia, y en todos los casos he logrado profundizar hasta las etapas iniciales de la enfermedad y averiguar el cómo y el porqué de que llegaran a producirse estas gravísimas enfermedades.

En sus etapas iniciales, el proceso que conduce a la anorexia empieza por un simple y natural deseo de estar más delgado. Pero la ignorancia generalizada que existe hoy día sobre la nutrición conduce al paciente a reducir drásticamente la ingestión de alimentos, debido a la absurda idea (aunque a simple vista parezca muy sensata) de que para adelgazar hay que comer menos. Esto conduce a la desnutrición, que termina por afectar al cerebro.

Como veremos, las personas empiezan a acumular grasa, generalmente, porque la ingestión frecuente de alimentos basura no les permite tomar los nutrientes esenciales que su cuerpo necesita. Es lo que llamo malnutrición o desnutrición de los tejidos nobles. Y es esa malnutrición y la consiguiente bajada de su metabolismo, y no el exceso de alimentos, lo que les hace acumular grasa. Desgraciadamente, estamos tan rodeados de alimentos basura que no alimentan y sólo engordan que resulta difícil librarse de ellos.

Lo que origina la anorexia es que cuando una persona malnutrida, en su afán de adelgazar, reduce la ingestión de alimentos, la desnutrición de sus tejidos nobles se agudiza, dando lugar a una pérdida de músculo, una bajada del metabolismo y, como consecuencia, un aumento de la proporción de grasa. Pese a perder peso, la cantidad de grasa debajo de su piel se mantiene o aumenta y el paciente sigue viéndose gordo (con grasa), aunque sus músculos se vayan consumiendo (al tiempo que sus órganos y su cerebro). Su reacción será comer aún menos, lo que cierra un círculo vicioso que puede conducir al paciente a adelgazar y a desnutrirse hasta la muerte.

La megarexia también comienza por un natural y sensato deseo de estar bien nutrido, fuerte y sano, o cuando se es niño, por el deseo natural de las madres de que su hijo se vea fuerte y sano. Pero la misma ignorancia sobre nutrición hace confundir el estar sano con el estar gordo, lo que conduce a atiborrarse de comida sin diferenciar lo nutritivo de los alimentos basura. Y en una sociedad como la norteamericana, donde más del 70% de lo que se vende en un supermercado es lo que llamamos alimentos basura, calorías vacías que no alimentan al cuerpo sino a la grasa, el resultado no puede ser otro que la acumulación de grasa acompañada de desnutrición.

Esta acumulación de grasa, al principio y mientras se es joven, no resulta molesta, y si no es excesiva puede ser hasta un motivo de orgullo para el niño, pues le da una superioridad frente a sus compañeros más delgados y hace que todos los adultos que conoce, empezando por sus padres, festejen lo «sano y fuerte» que está. Esto hace que un enorme porcentaje de los jóvenes norteamericanos no vean la obesidad como un mal, sino como algo positivo. ¿Podemos extrañarnos, entonces, de que lleguen a ser obesos?

Lo más grave es que la malnutrición que afecta a sus cuerpos también lo hace a sus cerebros. Está más que demostrado que la misma malnutrición que provoca la obesidad es la causa del fracaso escolar y del bajo rendimiento intelectual de muchísimos adultos. Hay infinidad de estudios que demuestran que un mal desayuno hace un mal estudiante. El cerebro es proteína, desde las neuronas hasta los neurotransmisores son proteína, y la grasa es también esencial para el buen funcionamiento del cerebro.

Y esas ingentes cantidades de dulces, féculas y almidones que componen la mayor parte de la alimentación de los niños y adultos norteamericanos podrá, teóricamente, darles energía (**que fácilmente se acumula en grasa**), pero jamás fortalecerá ni desarrollará sus cerebros y músculos.

La malnutrición que llega a afectar el cerebro de los niños no sólo les hace menos inteligentes, sino que al dificultarles la comprensión de las cosas les vuelve más intransigentes, rebeldes, hostiles y propensos a la mala educación, la conflictividad y la delincuencia. Son víctimas fáciles de los traficantes de drogas debido a su inseguridad. ¿Puede alguien sorprenderse del aumento de la drogadicción y de la delincuencia juvenil?

He tenido infinidad de experiencias sobre los efectos de la buena nutrición en el funcionamiento cerebral. La inmensa mayoría de los niños obesos que he tratado eran malos estudiantes y no he tenido ni un solo caso que no mejorara espectacularmente sus notas después de haberlos sometido, durante más de seis meses, a una dieta muy nutritiva y adelgazante.

Tanto en la megarexia como en la anorexia es difícil determinar el momento en que los afectados pueden empezar a ser considerados enfermos. El origen de las dos enfermedades es el mismo: la desnutrición del cerebro, aunque en un caso sea por exceso de alimentos basura y en el otro, por la eliminación de todo alimento. No obstante, siempre existe una falta de alimentación del cerebro. En ambos casos, la enfermedad sólo puede considerarse establecida cuando el cerebro ha sido dañado hasta el extremo de perder la conciencia de la realidad, momento este en que el paciente es incapaz de aceptar que tiene un problema de salud y que necesita ayuda. Generalmente, en estos casos se requiere la intervención de un profesional para lograr la necesaria colaboración del enfermo. Sería maravilloso que existieran profesionales verdaderamente especializados y con los necesarios conocimientos de nutrición.

Después de más de 40 años dedicado al asesoramiento nutricional, he tenido la oportunidad de conocer a miles de personas con estos padecimientos. En la mayoría de los casos llegaron a mí de la mano de sus familiares o amigos, pues ellos no consideraban que tuvieran ninguna necesidad de cambiar su aspecto físico ni su forma de alimentarse. Ni siquiera consideraban que su salud estuviese en peligro. Sólo después de haber obtenido amplios resultados y de haber empezado a cambiar su situación, es cuando empezaron a concienciarse de su estado anterior. En numerosas ocasiones he oído comentarios del tipo: «Yo, antes, no me daba cuenta de que estaba muy obesa, es ahora, después de perder 30 kilos, cuando me doy cuenta. ¿Por qué nadie me decía nada? Ahora sé que puedo seguir adelgazando y llegar a mi peso ideal, a mi peso saludable».

Existe otro tipo de megarexia: la que afecta a personas que, aunque son conscientes de que están obesas, han sufrido tantos fracasos en sus intentos por adelgazar que ya han arrojado la toalla, se consideran incapaces de perder peso y rechazan de antemano todo intento de lograrlo. Según su forma de ser, reaccionan ante esta situación de diversas maneras: desde las más positivas, que tratan de convencerse de que así es su naturaleza y se aceptan como son, hasta las más negativas, que terminan odiándose a sí mismas y a todo lo que les rodea, siendo víctimas de terribles depresiones que pueden terminar en suicidio. Evidentemente, la primera reacción es la menos mala y la que constantemente oímos que recomiendan muchos médicos y psicólogos, a quienes su falta de conocimientos sobre nutrición les impide poder recomendar la solución ideal: recuperar el peso correcto y **adelgazar sin matarse**.

Consejos como «aprende a aceptarte a ti mismo», «aprende a aceptar cómo eres», «aprende a quererte a ti mismo» serían magníficos si la obesidad y, sobre todo, su grado máximo, la megarexia, no fueran terriblemente dañinas para la salud. Si el exceso de peso y la megarexia no tuvieran solución sería un grave problema, pero no es así. Voy a demostrar que cualquier megarexia es reversible, y con mucha más facilidad cualquier obesidad.

Y lo es de la forma más lógica que pueda imaginarse, no con píldoras milagrosas, ni comiendo menos de la misma «basura», ni haciendo ejercicio para permitirse seguir mal nutrido, sino dejando de comer todas las calorías vacías que nos han llevado a acumular grasa y empezando a nutrirse de la forma más correcta, a fin de regenerar y fortalecer nuestro organismo, hacer que se eleve nuestro metabolismo y que se elimine poco a poco el exceso de grasa acumulada. En pocas palabras, alimentar muy bien los tejidos nobles y muy mal la grasa. En menos palabras: **adelgazar sin matarse.**

Como cambiar las costumbres alimenticias no es fácil, y alimentarse de manera correcta requiere aprender ciertas normas y seguirlas meticulosamente, también suele ser necesaria la ayuda profesional. Es imprescindible que la persona tome conciencia de su situación inicial, del grave peligro que corre su salud y de la innumerable cantidad de beneficios que va a obtener al mejorar su nutrición. Por desgracia, la mayoría de los profesionales no están suficientemente capacitados desde el punto de vista nutricional.

Para que el lector se haga una idea de la gravedad de la situación nutricional en Estados Unidos, y en muchos de los países del mundo desarrollado que siguen sus pasos, reproduzco en el siguiente apartado algunos de los resultados de un estudio realizado por un grupo de trabajo del

Departamento de Agricultura de aquel país en 1971, ¡hace más de 30 años! La paradoja no es que hoy sigamos igual, es que ¡estamos mucho peor!

UNA EVALUACIÓN DE LOS EFECTOS DE LA NUTRICIÓN EN ESTADOS UNIDOS

Este informe analizó los efectos de la mala nutrición y su influencia en el aumento de todas las enfermedades degenerativas, e incluyó una estimación del ahorro que supondría para el gobierno estadounidense lograr que la población se alimentara correctamente de acuerdo con los conocimientos que en 1971 se tenían sobre nutrición. (En la actualidad, teniendo en cuenta el considerable aumento de todas las enfermedades degenerativas y el encarecimiento de la vida, tendríamos que multiplicar, al menos por diez, todas las cantidades indicadas en este estudio.)

Éste es el resumen de sus conclusiones:

1) **Enfermedades cardiovasculares.** Más de 5 millones de personas padecían enfermedades cardiovasculares en 1971, lo que costaba al gobierno más de 30.000 millones de dólares al año. Ahorro por mejora nutricional: una cuarta parte menos de casos y ¡más de 7.500 millones de dólares al año!
2) **Enfermedades respiratorias.** Más de 80.000 muertes, 141 millones de días de trabajo perdidos y 166 millones de jornadas escolares. Más de 1.000 millones de dólares empleados en remedios contra el resfriado. Ahorro por mejora nutricional: 20% menos de días perdidos y más de 2.000 millones de dólares.

3) **Mortalidad infantil.** Se estima que un 50% de la mortalidad infantil y de los defectos congénitos se evitarían con una mejor nutrición de las madres durante el embarazo. Al mismo tiempo, los niños nacerían más sanos y serían capaces de resistir mejor las enfermedades en las primeras etapas de su vida.
4) **Envejecimiento prematuro y extensión de la vida.** La mitad de la población norteamericana padece de dolencias crónicas, y se estima que la vida media se reduce en más de 6 años por problemas derivados de la mala nutrición. Ahorro por mejora nutricional: 20 millones menos de personas con dolencias crónicas y unos 750 millones más de años de vida para cada generación (3 años por persona).
5) **Artritis.** 16 millones de personas gravemente afectadas, 27 millones de jornadas de trabajo perdidas, medio millón de desempleados y costos de casi 5.000 millones de dólares anuales. Ahorro por mejora nutricional: 8 millones de personas sin síntomas, recuperación de la mitad de las jornadas de trabajo perdidas y más de 2.000 millones de dólares de ahorro. [Recordemos que la Fundación Americana para la Artritis sigue acusando de charlatanes a los médicos que emplean la nutrición en el tratamiento de la artritis y continúa diciendo que la artritis es un desgaste de las articulaciones. Si fuera así, ¿cómo es posible que mejore con el ejercicio continuado?]
6) **Salud dental.** 44 millones de personas con gingivitis o piorrea, 23 millones con enfermedades periodentales, la mitad de las personas de más de 55 años sin dentadura y casi 10.000 millones de dólares de costo anual. Ahorro por mejora nutricional: la mitad de incidencias, gravedad y costo.

7) **Diabetes.** 40 millones de diabéticos y el 79% de las personas mayores de 55 años con metabolismo de los azúcares desequilibrado. Ahorro por mejora nutricional: más del 50% de los casos.
8) **Osteoporosis.** El 25% de las mujeres de más de 40 años y el 78% de las de más de 60 padecen de osteoporosis. Ahorro por mejora nutricional: reducción del 75% al 80% de los casos.
9) **Obesidad.** La sufren el 40% de todos los adultos y el 70% de los mayores de 40 años. Ahorro por mejora nutricional: reducción del 80% de los casos.
10) **Alcoholismo.** Hay 5 millones de alcohólicos, se producen 25.000 muertes anuales y más de 2.000 millones de dólares de pérdidas a causa del absentismo laboral, accidentes y pérdida de producción. Ahorro por mejora nutricional: 33% de todos los casos.
11) **Vista.** Más de 80.000 personas se quedan ciegas cada año, con un costo de más de 400 millones de dólares. El 74% de los mayores de 60 años padecen de presbicia o vista cansada. Ahorro por mejora nutricional: 20% menos de casos de ceguera y retraso de 5 a 10 años en los casos de presbicia.
12) **Alergias.** Hay 22 millones de alérgicos, 16 de ellos con asma o fiebre del heno. Ahorro por mejora nutricional: 20% al 40% de personas aliviadas.
13) **Sistema digestivo.** Más de 20 millones de incidentes graves anuales y casi 5.000 millones de dólares de costo. 14 millones de personas padecen de úlcera. Ahorro por mejora nutricional: del 25% al 50% menos de casos agudos y de 1.000 a 2.000 millones de dólares anuales.
14) **Riñón y vejiga.** 55.000 muertes y 200.000 personas con

cálculos renales. Ahorro por mejora nutricional: del 20% al 40% de reducción.

15) **Enfermedades musculares.** 200.000 casos anuales. Ahorro por mejora nutricional: 10% de reducción de todos los casos.

16) **Cáncer.** 600.000 personas con cáncer y 320.000 muertes en 1971. Ahorro por mejora nutricional: 20% de reducción en incidencias y muertes. [En 2001 los últimos informes del gobierno estadounidense estiman que más del 60% de todos los casos de cáncer tienen alguna relación con una mala nutrición.]

17) **Crecimiento y desarrollo.** 324 millones de días de trabajo perdidos, 52 millones de personas que precisan atención médica y con unos niveles de actividad nulos o restringidos. Ahorro por mejora nutricional: 25% de reducción.

18) **Capacidad de aprender.** Más de 6 millones de personas mentalmente retrasadas con un cociente intelectual inferior a 70. Niños en edad escolar que precisan educación especial: 12%. Ahorro por mejora nutricional: elevación del cociente intelectual general de la población en 5 puntos, y en 10 para las personas que lo tenían entre 70 y 80.

Cuando revisamos estas estadísticas, especialmente las correspondientes al ahorro por mejora nutricional, hemos de tener en cuenta que las cifras que establecieron los investigadores de este estudio son muy conservadoras. Si se empleasen las técnicas nutricionales que se conocen hoy día y los productos nutritivos más idóneos se conseguirían resultados mucho más espectaculares.

De cualquier forma, lo verdaderamente interesante de este estudio es que ya en 1971 los expertos atribuían un gran porcentaje de casi todas las enfermedades y los padecimientos de la humanidad a las deficientes, por no decir desastrosas, costumbres alimenticias. Más adelante veremos por qué se ha llegado a esta situación de malnutrición generalizada y cuáles son las medidas que deben adoptarse para librarse de ella. También analizaré a fondo las medidas que debemos exigir a nuestros gobiernos para que no pasen otros 30 años sin hacer nada.

Pese a ser importante el ahorrar billones de euros, no lo es tanto como evitar los padecimientos inútiles y las muertes prematuras de tantos millones de personas.

Ahora hay que actuar. Cuando en los países industrializados se empieza a hablar de que el camino que sigue la Sanidad Pública puede conducir a su quiebra, es el momento de hacer algo serio en el campo de la nutrición, el único que puede influir decisivamente en la mejora de la salud pública. Es absurdo tener que gastar miles de millones de euros en curar enfermedades que jamás deberían haberse producido.

En los próximos capítulos aportaré la más completa información sobre la **dieta isoproteica, el sistema nutricional más avanzado que existe.** Es un método de alimentación perfecto para combatir todos los desórdenes nutricionales, incluida la anorexia y la megarexia. También es la forma más fácil y completa de nutrición para las personas que, estando sanas y sin problemas de peso, desean estar lo más sanas posible.

Me viene a la memoria una anécdota que me sucedió en Madrid en un programa de Antena 3 radio sobre nutrición y salud. Interveníamos, entre otros, el endocrinólogo doctor Romero y yo. Como el programa se retrasó bastante, durante la espera se inició una conversación que terminó en una fuerte controversia entre ambos debido a las diferentes opiniones que teníamos sobre el asunto. Después de una larga explicación, el doctor Romero me dijo: «Creo que tienes razón, puesto que si a mi consulta viniera un señor a decirme que está sano, pero que quiere estar más sano, tendría que contestarle que yo no estoy allí para atender a personas sanas sino para curar enfermos. Normalmente, una persona sana no va a ver a un endocrinólogo».

La verdadera misión de un nutricionista es hacer que incluso las personas sanas se alimenten de la forma más correcta para estar aún más saludables y lo más lejos posible de contraer una enfermedad.

Hay mucho trabajo que realizar en el mundo actual y la situación es muy urgente. El número de obesos crece constantemente, no sólo en Estados Unidos, donde más del 48% de los hombres y del 64% de las mujeres se consideran obesos, sino en todos los países del mundo desarrollado. Incluso a muchos de los que no se les considera obesos, si tomamos en cuenta la proporción de grasa y músculo, habría que afirmar que tienen exceso de grasa y falta de músculo.

Es también muy preocupante el aumento de casos de personas que, además de ser obesas, padecen de anemia en mayor o menor grado. Durante mis 40 años en el campo de la nutrición he podido atender a muchísimas personas, sobre todo mujeres, que, teniendo un alto grado de obesidad, padecían de anemia y malnutrición, llegando en algunos casos a sufrir mareos y pérdida del conocimiento. Nunca me han convencido las explicaciones demasiado simplistas que me daban los especialistas que las atendían, afirmando que estas personas les engañaban y que en realidad comían más de lo que les decían. No es cierto. A fuerza de analizar e investigar cada caso llegué a comprender las verdaderas circunstancias que les afectaban y pude elaborar las bases de la dieta isoproteica, que ya publiqué en 1992.

Durante los últimos trece años, la he experimentado en miles de personas con resultados espectaculares. Ello me ha permitido completarla y mejorarla tanto que hoy estoy en condiciones de garantizar que cualquier persona que la siga logrará una completa transformación de su cuerpo en un plazo de 6 a 12 meses, por difícil que sea su situación inicial.

Recuerdo una ocasión en la que una de las esteticistas que trabajaba conmigo me dijo: «Te voy a traer a una señora que viene a recibir masajes para que le pongas una dieta porque la tumbo en la camilla y "se me desparrama"». Era una señora de 43 años que pesaba 75 kilos, pero abultaba como si tuviera 90. Era toda grasa y la pobre estaba desesperada, pues había intentado adelgazar por todos los medios posibles, con los más estrepitosos fracasos. Recientemente había estado en tratamiento con un famoso endocrinólogo y se encontraba más débil que nunca. Apenas comía, sólo hacía una comida al día, a base de ensalada, carne o pescado y dos o tres piezas de fruta. Tenía anemia y había llegado a desmayarse, perdiendo el conocimiento en plena calle. Padecía todos los problemas psicológicos y familiares que se pueden imaginar y lógicamente, tenía el metabolismo por los suelos, con lo que su gasto calórico era mínimo.

Cinco años después, siguiendo mi dieta y haciendo ejercicio, pesaba 51 kilos, usaba una talla 38 y hacía flexiones de piernas con un peso de 55 kilos sobre los hombros. Hoy es una mujer plenamente feliz y orgullosa de su cuerpo.

Aunque éste hubiera sido el único éxito de mi carrera, el ver la satisfacción que reflejaba su rostro hubiera bastado para compensarme ampliamente de todos los esfuerzos realizados.

2

PRINCIPIOS BÁSICOS DE NUTRICIÓN

Lo que hoy sabemos y lo mucho que nos queda por aprender en nutrición.

Para muchos, este capítulo será suficientemente conocido, ya que se trata de repasar los principios básicos de nutrición que aprendimos en el colegio. Pero, para aquellos que no lo recuerden bien, será conveniente leerlo o utilizarlo como material de consulta, pues les ayudará a comprender mejor el resto del libro. Recomiendo a todos leer con suma atención la última parte de este capítulo: **Cambios importantes y nuevos conceptos para la nutrición moderna.**

El tema de la nutrición ha estado tan abandonado en las últimas décadas que el consumidor se ha visto materialmente asaltado por los defensores de infinidad de teorías nutricionales: vegetarianismo, macrobiótica, etc., frecuentemente contradictorias y, como decía el doctor Grande Covián en 1990, «basadas en mitos y creencias irracionales, con completo olvido de los principios establecidos por el estudio científico de la nutrición».

Es tan exagerado el número de disparates dietéticos divulgados por las revistas de moda o de actualidad, e incluso por la televisión, que a cualquiera que desee documentarse científicamente sobre el asunto le recomiendo el libro *Nutrición y salud: mitos, peligros y errores de las dietas de adelgazamiento,* en el que el profesor Francisco Grande Covián los analizó concienzudamente: desde el mito de la alimentación natural hasta el ayuno total, pasando por el vegetarianismo o la macrobiótica.

Los culturistas, de cara a lograr el máximo rendimiento físico del cuerpo, fueron los primeros deportistas que atribuyeron a la nutrición la importancia que realmente tiene. Y desde hace 60 años, con su experimentación y dirigidos por el padre del culturismo, Joe Weider, han ido marcando el camino a los científicos y nutricionistas para ayudarles a crear nuevos alimentos, más nutritivos y menos perjudiciales. Sin embargo, es curiosa la falta de aceptación e incluso el rechazo que la alimentación culturista ha tenido, cuando lo cierto es que en la actualidad hay miles de culturistas compitiendo con más de 50 años, mientras que a esa edad el 95% de los practicantes de otros deportes son ya ex deportistas.

Pero debemos hacer ver que la salud y longevidad que se observa en este deporte no es sólo consecuencia de un buen entrenamiento, sino principalmente de una alimentación muy rica en nutrientes esenciales, pues se ve claramente que aquellos que, pese a practicar entrenamientos culturistas, se alimentan mal obtienen muy pobres resultados y también acumulan fácilmente grandes cantidades de grasa.

El tipo correcto de alimentación culturista se está extendiendo rápidamente a muchos otros deportes de competición, pues los resultados que se obtienen en el aumento del rendimiento físico y la disminución de la grasa corporal son espectaculares.

La dieta isoproteica ha surgido de la adaptación de los buenos sistemas de alimentación deportiva a las necesidades reales de las personas con poca actividad física.

Es imprescindible, para aquellos lectores que no los conozcan a fondo, hacer un repaso conciso de los principios básicos de la nutrición para poder comprender mejor los procesos nutricionales que tradicionalmente conducen a la obesidad y a la degeneración del organismo.

Aprovechando la claridad de lenguaje que ha proporcionado al doctor Santonja su larga experiencia impartiendo cursos de nutrición a personas de diferentes niveles culturales (desde médicos hasta técnicos deportivos en todo el mundo), utilizaremos su exposición para transmitir las ideas básicas de nutrición tal como aparecen en su libro *Culturismo básico.*

Todos los nutrientes que nos proporciona la alimentación podemos clasificarlos en:

A) **Macronutrientes o principios inmediatos:** proteínas, lípidos o grasas, glúcidos, hidratos de carbono o azúcares.

Estos macronutrientes son esenciales para la vida por sus funciones específicas, plásticas o energéticas.

B) **Micronutrientes** (denominados asimismo elementos protectores): son también esenciales para la vida o partes integrantes de nuestro organismo, pero, a diferencia de los macronutrientes, son necesarios en cantidades ínfimas respecto a aquéllos. Son: vitaminas, sales minerales, electrolitos u oligoelementos y enzimas biocatalizadores.

TABLA DE ELEMENTOS VITALES

AGUA

MACRONUTRIENTES o PRINCIPIOS INMEDIATOS: proteínas, lípidos (grasas) e hidratos de carbono (azúcares).

VITAMINAS: A, E, K, B1 (tiamina), B2 (riboflavina), B3

(ácido nicotínico, PP), B5 (ácido pantoténico), B6 (piridoxina), B7 (mesoinositol), B8 (biotina o vitamina H), B12 (ácido fólico), B15 (pangamato), C, F y P.

OLIGOELEMENTOS: calcio, fósforo, hierro, magnesio y yodo.

ELECTROLITOS: sodio, potasio y cloro.

MICRONUTRIENTES: zinc, flúor, cobre, silicio, cromo, vanadio, manganeso, selenio, níquel, cadmio, azufre, molibdeno y cobalto.

Valor energético

La energía se obtiene de la oxidación metabólica de los carbohidratos, grasas y proteínas de la dieta. En el hígado y en el músculo se encuentra una reserva de glucógeno para estos fines, pero la mayor reserva energética del organismo la constituye el tejido adiposo.

La unidad de energía es el kilojulio, que ha sustituido a la caloría. Un gramo de proteína o carbohidrato aporta 15,6 kilojulios, un gramo de grasa, 37,5 kilojulios. Una caloría equivale a 4,2 kilojulios. Aunque el término correcto sería el de kilocaloría, para simplificar la lectura y siguiendo una costumbre cada vez más generalizada, nos referiremos siempre a calorías.

El kilojulio se define como la cantidad de calor necesaria para elevar la temperatura de 240 gramos de agua en un grado centígrado. Esta unidad de medida ha sido adoptada por todos los organismos internacionales. Sin embargo, es aún muy frecuente que la mayoría de las tablas de composición de alimentos expresen el valor energético de éstos en calorías.

Se admite en general que un gramo de carbohidratos aporta 4 calorías, si bien los distintos carbohidratos difieren su valor energético. Así, la glucosa produce 3,75 cal/g, la sacarosa y la lactosa, 3,9, el almidón, 4,1, etc. El contenido exacto de cada alimento en distintos carbohidratos se establece muy raramente y por eso aceptamos como aproximación válida la cifra media de 4 cal/g como valor energético de estos nutrientes. El valor energético medio de las proteínas varía entre 3,65 cal/g y 4,14, por lo que aceptaremos como cifra válida la de 4 calorías por gramo de proteína. Las grasas tiene un valor calórico por gramo comprendido entre 8,7 y 9,3, por lo que para simplificar los cálculos aceptaremos como válida la cifra promedio de 9 calorías por gramo de grasa.

En resumen, el valor calórico de los principios inmediatos a la hora de establecer el aporte energético en una dieta será:

1 gramo de proteínas: 4 calorías.

1 gramo de carbohidratos: 4 calorías.

1 gramo de grasas: 9 calorías.

Proteínas

Son los únicos compuestos orgánicos que contienen nitrógeno, además de carbono, hidrógeno y oxígeno.

De los tres nutrientes esenciales para el hombre (proteínas, grasas y carbohidratos), las proteínas son, indudablemente, las más importantes. Nuestro organismo no las almacena y al no tener reservas metabólicas, es necesario ingerir diariamente una cantidad suficiente de ellas.

Las proteínas son indispensables para la constitución de las células de todos los tejidos corporales, incluyendo el muscular, formado por actina, miosina y tropomiosina, sustancias exclusivamente proteicas. Las enzimas que intervienen en los distintos procesos digestivos son proteínas, e incluso la hemoglobina de los glóbulos rojos también está constituida por proteínas. Por eso, las proteínas son fundamentales en la práctica totalidad de las funciones vitales: la contracción muscular, el funcionamiento de órganos como el hígado, el cerebro o el corazón, el transporte de oxígeno en nuestro cuerpo o el correcto funcionamiento de los mecanismos de defensa contra las infecciones. En definitiva, desempeñan un papel esencial en todos los tejidos y procesos vitales.

Las proteínas son macromoléculas compuestas por numerosas unidades nitrogenadas elementales, que son los aminoácidos, los cuales se unen constituyendo unas cadenas más o menos largas para formar las primeras. Podríamos hacer una comparación con collares hechos de bolitas de distintos colores, los collares serían las proteínas y las bolitas, los aminoácidos. Los aminoácidos proteinogénicos (los que componen las proteínas) son relativamente pocos (21), pero las proteínas pueden ser muy numerosas ya que, aunque dos de ellas tengan los mismos aminoácidos e incluso en igual número, bastaría que estuviera cambiado el orden de colocación de alguno de los aminoácidos para que las proteínas fuesen distintas. Esto da un número de moléculas distintas muy elevado y resulta ser un aspecto fundamental en la consideración de estos compuestos, pues las proteínas son específicas a nivel de especie, por ejemplo: el músculo humano tiene proteínas y el de la vaca también, pero son distintas (aunque tengan los mismos aminoácidos), y si al comer la carne de este animal nuestro aparato digestivo no desintegrara primero las proteínas hasta romper las cadenas de aminoácidos que las forman, no podríamos absorberlas, y, en caso de lograrlo, tampoco podríamos aprovecharlas.

La proteína que ingerimos tiene distinto valor según los aminoácidos que contenga. Esto no sólo depende del número de aminoácidos distintos, lo fundamental es considerar la calidad de éstos y según eso clasificaremos los aminoácidos proteinogénicos en esenciales y no esenciales. Para comprender el sentido de esta clasificación seguiré un poco el camino de los aminoácidos en nuestro metabolismo. Supongamos que ya tenemos la proteína extraña, procedente de la alimentación, disgregada en los aminoácidos que la componían, éstos pasarán por la sangre a las células de los distintos tejidos y en ellas, por complejas operaciones que se realizan en su seno, los iremos utilizando para formar nuestras propias proteínas. Supongamos que en el proceso de formación de una de ellas, al irse engarzando los aminoácidos que forman la cadena, nos encontramos con que al llegar a necesitar uno de ellos ya no disponemos de más reservas, pues hemos agotado todo el que nos proporcionó el alimento y no queda ni una sola molécula; ¿qué pasará?, ¿se detendrá la formación de la proteína? Aquí es precisamente donde podemos establecer la diferencia entre los dos tipos de aminoácidos considerados anteriormente, los no esenciales y los esenciales; si el aminoácido que falta pertenece al primer tipo, no es problema para nuestro metabolismo sintetizarlo a partir de alguno de los aminoácidos disponibles, pero si se trata de uno de los del segundo tipo, un aminoácido esencial, no hay nada que hacer, y quedará detenida la formación de la proteína si no llega por vía externa (alimentación). Por ese motivo, los aminoácidos esenciales son también denominados aminoácidos limitantes.

Los aminoácidos esenciales son ocho: lisina, valina, metionina, isoleucina, leucina, fenilalanina, triptófano y treonina.

Y hay dos aminoácidos considerados no esenciales, la histidina y la arginina, que pueden transformarse en esenciales por sus mayores requerimientos en determinados momentos de la vida: embarazo, infancia, pubertad o hipercrecimiento muscular después de intensos entrenamientos.

Con esto se puede comprender el hecho de que una proteína tenga mayor o menor valor alimenticio (valor biológico), según el contenido en aminoácidos esenciales. En una escala de valores ocuparán el lugar más alto (serán más útiles al hombre) las proteínas del huevo, la leche y sus derivados (como el queso, la mantequilla, etc.), las carnes, el pescado y también las de los cereales y las leguminosas. (La soja presenta una proteína con aminograma bastante compensado, pero, lamentablemente, es muy deficitaria en el aminoácido metionina.)

Las proteínas son nutrientes esenciales para la vida. La Organización Mundial de la Salud (OMS), la Organización para los Alimentos y la Agricultura (FAO) y otros organismos internacionales han fijado la cantidad de 0,8 a 1 gramo por kilogramo de peso corporal al día como cantidad adecuada para un individuo medio. Es decir, una persona de 70 kilos necesitaría ingerir diariamente 70 gramos de proteínas. Asimismo, los citados organismos internacionales indican que las necesidades proteicas se ven incrementadas cuando se efectúa un trabajo pesado, se realiza un ejercicio físico intenso, uno se encuentra en situaciones de estrés, etc. El culturista necesita ingerir diariamente una cantidad superior de prótidos que cualquier otra persona y ello se debe a que al ser este nutriente eminentemente plástico, formador de nuevos tejidos, para formar masas musculares sólidas es imprescindible ingerir una ración extra. La anterior afirmación ha sido discutida en tiempos pasados, hoy día, numerosos trabajos de investigación de las más diversas procedencias avalan este hecho. Podríamos citar trabajos efectuados con culturistas pero, por proceder de un origen totalmente distinto, citaremos uno realizado por el profesor Dragan en el Centro de Medicina Deportiva de Bucarest. Se emplearon aislados proteicos en la alimentación de atletas. Durante 60 días, 16 nadadores de elite (10 chicos y 6 chicas) ingirieron como complemento extra en su alimentación 50 gramos de aislado proteico por día, en dos dosis de 25 gramos, mezclados con leche y yogur. Se efectuó un control de referencia con un grupo de 10 nadadores de igual categoría (7 chicos y 3 chicas) que recibieron la misma dieta, con la única diferencia de que el producto que ellos creían proteína no era tal.

Los resultados obtenidos con el grupo que tomaba proteína fueron muy positivos y mostraron científica y estadísticamente grandes diferencias comparados con el grupo de control. Se demostraron, entre otras, las siguientes ventajas por el empleo de aislados proteicos en la alimentación de los atletas: incremento de la fuerza muscular, incremento en la captación de oxígeno, incremento en el contenido de hemoglobina en los glóbulos rojos, reducción de la grasa corporal, disminución de la fatiga, recuperación más rápida después de los entrenamientos y mayor deseo de hacer ejercicio.

La conclusión es que si para todo individuo la proteína constituye un nutriente indispensable por sus funciones de regeneración tisular, compensando las células destruidas con la actividad metabólica normal, para el atleta, debido a la creación de nuevos tejidos musculares por el ejercicio físico, es imprescindible consumir una ración extra, por lo que una cifra mínima aconsejable es la de 2 gramos por kilogramo de peso y día.

Grasas

Constituyen el nutriente que proporciona mayor cantidad de energía para la dieta (1 gramo de grasa equivale a 9 calorías).

Cuantitativamente, los triglicéridos son el grupo de grasa más importante de la dieta. Están formados por la unión de una molécula de glicerol con tres moléculas de ácidos grasos. Dependiendo del número de átomos de carbono en cada una de las tres cadenas de ácidos grasos, las grasas serán denominadas: cadena corta, media o larga. En la naturaleza existen unos 50 ácidos grasos distintos. Los tres ácidos grasos que se unen a la molécula de glicerina son, por lo general, diferentes. De acuerdo con las pruebas realizadas en numerosos trabajos de investigación, todos los triglicéridos y todas las grasas tienen el mismo valor energético.

Además de las grasas puras triglicéridas, también tienen importancia en la dieta los denominados heterolípidos y los lípidos complejos. Dentro del grupo de los heterolípidos los más destacables, desde el punto de vista nutricional, son los fosfolípidos. Los fosfátidos o fosfolípidos más importantes son las cefalinas y las lecitinas; estas últimas están formadas fundamentalmente por moléculas que contienen colina e inositol, y desempeñan un papel primordial en el mantenimiento en emulsión de las grasas en sangre, evitando su precipitación y siendo, por tanto, preventivos de los depósitos de colesterol. Su inclusión en la dietética culturista es muy aconsejable, ya que favorecen la metabolización de las grasas, aportan factores de protección hepática y vitaminas del grupo B con acción específica sobre la integridad del sistema nervioso, junto a fósforo orgánico altamente asimilable. En toda dieta para adelgazamiento deben estar presentes, y, en general, en la alimentación del culturista, que debe utilizar la lecitina alternando períodos de ingestión con pautas de descanso (20 y 10 días respectivamente).

Un aspecto siempre muy discutido y al que se ha dado la mayor relevancia es el del grado de saturación de las grasas. Sin entrar en tecnicismos, creo que es importante dar una ligera explicación sobre esta cuestión. Las grasas saturadas parecen tener cierta influencia en el incremento del colesterol en el suero sanguíneo. Las grasas líquidas presentan un predominio de la insaturación, las grasas sólidas, al contrario. En general, las procedentes de peces y vegetales oleaginosos son predominantemente insaturadas, mientras que las procedentes de animales terrestres son saturadas. Las grasas vegetales, si se calientan excesivamente, también pasan a ser saturadas.

Carbohidratos

Son productores de energía. Hay distintos tipos de carbohidratos según la complejidad de su estructura: los más elementales contienen una sola molécula, son los monosacáridos (glucosa y fructosa); por unión de dos moléculas se forman los denominados disacáridos (lactosa, sacarosa y maltosa); por unión de tres moléculas se forman los trisacáridos; de cuatro, los tetrasacáridos, etc. Por unión de un gran número de moléculas tenemos los almidones, las celulosas y las dextrinas.

Los carbohidratos son, a veces, mirados con recelo en la dietética culturista, y no sin razón, pues en realidad la alimentación de un individuo medio presenta cifras muy elevadas de este nutriente. Puede ser necesario, efectivamente, limitar su cantidad, pero también es importante considerar que, según al tipo que pertenezcan, sus efectos van a ser diferentes. Un culturista sin problemas de sobrepeso deberá mantener una ingestión de unos 150 gramos al día, y tomar mayores cantidades si sigue una alimentación para subir de peso.

Hay que procurar que la mayor cantidad posible proceda de las frutas, pues son ricas en carbohidratos elementales (monosacáridos), que son los más aptos para transformarse en energía inmediata. La forma más adecuada de ingerirlos será repartiéndolos en las distintas comidas del día, pues, tal como muestran los trabajos de Cahill y Owen junto a otros muchos, su utilización disminuye el catabolismo proteico del músculo y en cambio, en su ausencia se elimina una respetable cantidad de materiales proteicos, sin utilizar la orina. Esto constituye el bien conocido *nitrogen sparing effect* (un déficit de nitrógeno que se produce al utilizar muchas proteínas como combustible). De estos trabajos se dedujo que toda persona deberá recibir, al menos, 120 gramos de carbohidratos al día para evitar un gasto inútil de su cuerpo y prevenir la cetosis.

Sobre los distintos carbohidratos diremos, respecto a los monosacáridos, que la glucosa es fuente de energía inmediata para el músculo y otros tejidos. Es también esencial para el metabolismo cerebral. En forma de glucógeno se almacena a nivel hepático y muscular, quedando cierta cantidad en la sangre circulante que, mediante un proceso de regulación interna, se mantiene en equilibrio, dando un valor en sangre de 0,9 g/l, cifra que, si aumenta y es habitualmente más alta de 1,2 g/l, es indicativa de la enfermedad metabólica llamada diabetes. La fructosa, también denominada levulosa, es otro monosacárido cuyo principal empleo dietético ha consistido en sustituir la glucosa como fuente de energía en la alimentación de los diabéticos. Si bien esto constituye en la actualidad motivo de controversia, puesto que los aspectos cuantitativos del metabolismo de la fructosa son dudosos y como final de su procesamiento orgánico se transforma también en glucógeno, por lo que produce, por tanto, el mismo efecto que la glucosa, negativo en estos enfermos.

La maltosa es un disacárido compuesto por dos moléculas de glucosa que se hidroliza por acción de una enzima intestinal específica (maltasa) en sus monosacáridos correspondientes.

La sacarosa es el azúcar de mesa y está compuesto por una

molécula de glucosa y otra de fructosa. Se obtiene a partir de la caña y la remolacha.

La lactosa es un disacárido que constituye la base del aporte carbohidratado de la leche.

Los almidones son carbohidratos formados por la unión de un gran número de moléculas de glucosa unidas en cadena. Al ingerirlos son hidrolizados por la amilasa, enzima digestiva específica, pero esta hidrólisis no es total y su aprovechamiento como productor de energía inmediata es bajo, mientras que la posibilidad de formar tejidos de reserva (grasa) es alta. Los almidones son abundantes en las pastas y en las legumbres, por lo que estos alimentos deben ser tomados con moderación, muy esporádicamente en la dieta culturista y se han de suprimir en las fases previas a las competiciones. El arroz es igualmente muy rico en almidones.

FIBRA DIETÉTICA

Esta fracción de alimentos, también conocida como elementos de lastre o carbohidratos inasimilables, no es afectada por las enzimas digestivas, por lo que no se pueden asimilar pero tienen una importante función, que es la de activar los movimientos peristálticos, facilitando así la evacuación de las heces. Las fibras reducen el tiempo de tránsito de los alimentos en el tramo digestivo, dando como resultado un incremento en la frecuencia de las defecaciones.

Distintos trabajos efectuados en los últimos años han correlacionado el espectacular incremento porcentual de varias enfermedades a nivel intestinal (tales como procesos de diverticulosis, diverticulitis y especialmente cáncer de colon) con la reducción del contenido en fibra de la dieta como consecuencia de la mayor sofisticación y refinamiento en los procesos de elaboración de los alimentos. Se ha demostrado palpablemente que los grupos de población que consumen una dieta rica en fibras presentan generalmente un nivel más bajo de colesterol plasmático, menor incidencia de infartos y menos cáncer de colon que los que consumen una dieta baja en fibra.

La dieta culturista debe incorporar un complemento rico en fibra, pues esto evitará, entre otras cosas, la aparición de procesos de estreñimiento, frecuentes durante la realización de dietas bajas en carbohidratos si no se pone cuidado en complementarlas. La solución a este problema es muy sencilla, bastará con incorporar una fuente dietética de fibra natural, como podría ser tomar dos cucharadas soperas de salvado de trigo al día disueltas, o más bien suspendidas, en un poco de agua. También podría ser la misma cantidad de fibra de psilium o cualquier otra fibra natural. El momento más adecuado para hacerlo es la hora del desayuno.

VITAMINAS Y MINERALES

Pueden definirse como sustancias indispensables, pero en cantidades mínimas, para el funcionamiento normal de las células vivas, que al no poder ser sintetizadas por el propio organismo, o no serlo en cantidad suficiente, deben ser conseguidas mediante la alimentación o la suplementación.

La Organización Mundial de la Salud y otros organismos internacionales han determinado los requerimientos mínimos diarios de cada uno de ellos. Estos requerimientos han sido ampliamente difundidos, se han escrito cientos de libros sobre su importancia y sobre el deterioro que sufren durante los procesos culinarios e industriales en la alimentación moderna.

Generalmente, se va aceptando la conveniencia de reforzar la alimentación con complejos vitamínicos y minerales para garantizar el aporte adecuado, principalmente en circunstancias de aumento de los requerimientos nutricionales, como son la infancia, la pubertad, el embarazo, situaciones de estrés y, sobre todo, en las dietas de adelgazamiento.

Por tratarse hoy día de un problema fácilmente solucionable, no profundizaremos más en la información sobre las vitaminas, ya que para tratarlas a fondo necesitaríamos otro libro. Pero es curioso mencionar que mientras que a las vitaminas se les ha dado una extraordinaria importancia y se ha escrito infinidad sobre ellas, nadie reparaba en lo fundamental de la proporción de proteínas, grasas y carbohidratos en la dieta, cuando en nuestra sociedad la enorme proliferación de alimentos compuestos casi exclusivamente por carbohidratos muy elaborados (calorías vacías) en las últimas décadas ha descompensado muy desfavorablemente las proporciones de nutrientes en los alimentos que llegan al consumidor. Este hecho constituye uno de los problemas que más ha contribuido a deteriorar la alimentación humana.

Debemos tener presente que aunque a las vitaminas se las llama micronutrientes, ni nutren ni regeneran el cuerpo por sí solas. Si nuestros músculos y órganos están desnutridos, por muchas vitaminas que tomemos seguiremos estando desnutridos.

CAMBIOS IMPORTANTES Y NUEVOS CONCEPTOS PARA LA NUTRICIÓN MODERNA

La mayoría de la población mundial se encuentra desorientada en lo que respecta a los principios básicos de la nutrición, lo cual no es de extrañar, pues incluso entre médicos, nutricionistas, expertos y organizaciones gubernamentales dedicadas a la nutrición existe tal disparidad de opiniones, tal cantidad de teorías defendidas a capa y espada, tantas ideas enfrentadas unas con otras y tantos cambios en los consejos que se da a la población, que es prácticamente imposible que el ciudadano medio pueda tener ideas y conceptos claros.

Hemos oído que el pescado azul era malo porque tenía mucha grasa, luego resultó que era bueno porque aportaba grasas poliinsaturadas Omega 3. Hemos oído que el aceite de oliva era malo, ahora es bueno porque tiene grasas monoinsaturadas. Que los huevos tenían muchísimo colesterol y que no debíamos comer más de dos a la semana, ahora nos aconsejan que comamos dos al día porque son muy nutritivos. Que era muy malo comer carnes rojas y muy bueno ingerir frutas y verduras, ahora resulta que la carne es muy nutritiva y las frutas y las verduras, muy pobres nutricionalmente hablando. Durante 30 años hemos dicho que la dieta ideal debía basarse en la famosa pirámide nutricional, con una base grande de cereales, frutas y verduras y una cumbre pequeña de grasas, ahora parece ser que la pirámide es la causante de todos nuestros males y están proponiendo que sea al revés: muchas grasas y pocos carbohidratos. Hemos oído que un zumo de naranja era lo más sano del mundo, ahora resulta que tiene 30 gramos de azúcar (fructosa), que es lo peor. Se decía que la dieta del doctor Atkins era peligrosísima, ahora es más saludable que la dieta tradicional baja en grasas y alta en frutas. Y así podríamos seguir hasta el infinito, con mil dietas: la del pomelo, la de la naranja, la de la uva, la de la fibra, etc.

Cuando totalmente desorientados y confundidos vamos al médico a preguntarle, nos dice que hagamos una dieta variada y equilibrada comiendo un poquito de todo, y si le pedimos más aclaración puede que incluso nos recomiende comer más fruta y verdura y menos grasa, lo cual suena muy bien, pero en realidad no dice absolutamente nada, pues no sabe si comemos demasiada fruta y quizá demasiada poca grasa para nuestras necesidades. Ni, concretamente, cuánto es demasiado o cuánto es poco.

Ruego al lector que preste mucha atención a lo que va a leer a continuación porque se trata de conceptos nuevos creados por mí y publicados ahora por vez primera que pueden serle extraordinariamente útiles para **adelgazar sin matarse**, ayudarle a asimilar los principios fundamentales de la dieta isoproteica, comprender mejor el resto del libro y defenderse de la megarexia o, simplemente, de la obesidad.

PRIMER CONCEPTO: **¡sólo existe un nutriente!**

Durante toda la vida nos han enseñado, como ya hemos visto, que existen tres nutrientes, macronutrientes o principios inmediatos: los carbohidratos, las grasas y las proteínas, pero esto ¡no es totalmente cierto! Solamente lo es desde el punto de vista energético, pero no desde el de la regeneración de los tejidos, que debería ser la base fundamental de nuestra nutrición.

Para mí, ¡sólo existe un nutriente, la proteína, y dos combustibles, las grasas y los carbohidratos!

El concepto de metabolismo, fundamental en la bioquímica moderna, nació en el siglo XIX y se refiere al conjunto de reacciones químicas que ocurren en el organismo. Muchas de ellas permiten a nuestras células asimilar y utilizar la energía que contienen los alimentos, ya sean grasas, carbohidratos o proteínas. Pero otras reacciones químicas permiten a nuestras células regenerarse en un proceso permanente desde que nacemos hasta que morimos. Para esta regeneración permanente requerimos la presencia de aminoácidos esenciales, que sólo nos proporcionan las proteínas.

Ya hemos visto que cuando nos alimentamos con proteínas, al llegar éstas al estómago se empiezan a digerir, rompiéndose las cadenas de aminoácidos que las forman e incorporándose estos aminoácidos libres a la sangre, que los conduce hasta cada una de nuestras células. Es entonces cuando se recompone la cadena de aminoácidos que forma la proteína humana para **favorecer su regeneración.**

Por tanto, ¡jamás deberíamos considerar a las proteínas como un nutriente similar o equivalente a las grasas o los carbohidratos! Por desgracia para todos nosotros, los expertos que en las últimas décadas han luchado contra la obesidad, generalmente, han dado más importancia al valor calórico de los alimentos que a su valor regenerativo.

No dejamos de oír hablar de nutrientes refiriéndose a vitaminas, minerales, carbohidratos, grasas o proteínas, cuando sólo estas últimas proporcionan los elementos base de la regeneración de nuestro cuerpo, los aminoácidos y, por tanto, sólo ellas deberían ser consideradas verdaderos nutrientes.

Quizá deberíamos empezar por cambiar la definición médica de nutritivo. Según el diccionario: dícese de las sustancias que, por su riqueza calórica o por los oligoelementos o vitaminas en ellas contenidos, tienen considerable valor en la ingestión de alimentos. (Gran Enciclopedia Larousse.)

Esta definición es parcialmente incorrecta, no se pueden considerar nutritivos los combustibles sólo porque proporcionen energía, ni tampoco los oligoelementos o vitaminas, que pueden ayudar, pero nunca nutrir o regenerar nuestras células por sí solos.

Nutrir no es llenar el estómago de calorías vacías, alimentos basura, por mucha energía que éstos contengan. A cualquier obeso le sobra energía, le sobran cantidades ingentes de calorías acumuladas, sin que se pueda decir que esté bien nutrido, sino más bien todo lo contrario. Y, por otro lado, ya podría tomarse diez pastillas de multivitamínicos y minerales todos los días que tampoco por ese motivo estaría bien nutrido.

Tal vez haya sido este enfoque erróneo de lo que significa nutrir, fortalecer o regenerar nuestro organismo lo que ha provocado que se hayan escrito miles de páginas sobre nutrición que no hablan más que de calorías y energía, tratando de encontrar soluciones milagrosas para lo que sólo tiene una solución verdadera: nutrir, en el sentido más puro de la palabra, y regenerar los tejidos nobles de nuestro cuerpo lo mejor posible.

SEGUNDO CONCEPTO: **¡necesitamos nutrirnos cada 3 horas!** Decíamos que las proteínas son el nutriente por excelencia y que cuando las digerimos los aminoácidos que las componen se incorporan a la sangre y son transportados hasta cada una de los millones de células que componen nuestro organismo. La duración del período de asimilación o de utilización de esos aminoácidos dependerá de la calidad (valor biológico) y de la cantidad de las proteínas que hayamos ingerido, considerando como las de mayor valor biológico aquellas cuya composición en aminoácidos esenciales es lo más parecida posible a la proteína humana, puesto que esa asimilación se interrumpirá cuando falte alguno de ellos.

Ese período de circulación de aminoácidos en sangre puede durar aproximadamente unas cuatro horas si la calidad y cantidad de las proteínas ingeridas es buena, pero durará bastante menos si la calidad es mala o escasa la cantidad.

Por otro lado, el proceso de degeneración y regeneración de todas nuestras células es constante e imparable desde que nacemos hasta que morimos, pero la regeneración celular será más perfecta si la sangre contiene todos los aminoácidos esenciales que si no los tuviera.

En definitiva, si deseamos que nuestro cuerpo regenere sus células lo mejor posible deberemos ingerir cada 3 horas la cantidad de proteínas necesaria para mantener aminoácidos circulantes en sangre permanentemente. Si no lo hacemos, todo el tiempo que pase nuestro cuerpo sin esos nutrientes esenciales sufrirá una incompleta regeneración celular que acarreará una ligera aceleración del envejecimiento (que, aunque parezca insignificante, es irreversible y acumulativa).

Este nuevo concepto puede parecer menos importante que el anterior, pero es igualmente imprescindible para lograr una perfecta nutrición. La unión de ambos conceptos constituye la base fundamental de la dieta isoproteica, como veremos más adelante.

Cuando en 1992 elaboré los principios básicos de la dieta isoproteica, no disponía aún de la experiencia acumulada durante estos últimos trece años, en los que he sido testigo de miles y miles de transformaciones espectaculares entre las personas que han adoptado este revolucionario sistema nutricional. Hoy, podemos afirmar, sin lugar a dudas, que la dieta isoproteica produce un extraordinario impacto en la salud y en la calidad de vida de las personas que la utilizan, y que su uso generalizado alargará la expectativa de vida en 20, 30 o 40 años.

3

¿CÓMO HEMOS LLEGADO A ESTA HORRIBLE SITUACIÓN?

La nutrición actual es desastrosa y la primera causa de casi todos nuestros problemas de salud.

Resulta muy difícil comprender, si no profundizamos en ello, que el país más poderoso del mundo, y quizá el más desarrollado científicamente, haya llegado a ser uno de los peor nutridos, el que tiene mayor porcentaje de obesos y aquel en el que todas las enfermedades degenerativas avanzan peligrosamente, amenazando con convertirse en terribles epidemias.

Aunque también en Europa y en Asia es un grave problema el aumento de la obesidad, aún existe una enorme diferencia en el número de obesos y, sobre todo, en el de megaréxicos. Si hacemos una comparación con los países mediterráneos, basta observar cualquier grupo de población para apreciar enormes diferencias de peso. Esto se está reflejando también en la duración media de la vida de la población.

Analicemos desde el principio las circunstancias que nos han arrastrado hasta este peligroso deterioro de la salud que padecen los países desarrollados en los comienzos del siglo XXI.

Desde la aparición del hombre sobre la tierra, nuestros antepasados se alimentaban principalmente de la caza y la pesca, además de frutos secos, algunas pocas frutas en determinadas temporadas y escasos vegetales silvestres. Evidentemente, su vida era muy dura y su nutrición, muy irregular, lo que permitió sobrevivir sólo a aquellos más capaces para la caza, que pudieron alimentarse en los momentos de mayor escasez de recursos.

Honestamente, debemos reconocer que aún sabemos muy poco sobre la regeneración celular y sobre una posible regeneración celular perfecta que anulara el envejecimiento e hiciera inmortal nuestro cuerpo. Aunque nadie ha planteado nunca esta posibilidad, me atrevo a ser el primero, pues no es, ni mucho menos, tan descabellada como a simple vista parece.

Lo fácil, desde un punto de vista científico, es rechazar esa posibilidad por absurda e imposible, pero si fuéramos un poco más humildes reconoceríamos que aún nos falta muchísimo por aprender sobre nuestro propio cuerpo, la máquina más perfecta de la creación.

Por mi parte diré como decía el sabio: «Sólo sé que no sé nada», pero es muy posible que cuando aprendamos a regenerar perfectamente nuestras células, el proceso resulte tan sencillo que parezca increíble que no se haya descubierto antes.

Continuemos repasando la historia. Hace unos 8.000 años, buscando mayor facilidad y seguridad para su sustento, el hombre empezó a cultivar la tierra para conseguir los vegetales que le permitieran sobrevivir en las épocas en que escaseaba la caza. Se formaron las primeras comunidades agrícolas en las riberas de los ríos y en las zonas más lluviosas, con un clima adecuado para la agricultura.

De todas esas sociedades agrícolas, una de las que mejor hemos podido estudiar es la que se formó en la cuenca del Nilo (actual Egipto), que llegó a ser de las más pobladas de su época. Esta sociedad, que conocemos muy bien gracias a las miles de momias que se conservan, nos ha permitido descubrir que cuando el hombre se hizo agricultor y su alimentación fue dejando de ser principalmente carnívora para convertirse en vegetariana es cuando empezaron a proliferar todas las enfermedades degenerativas que hoy vuelven a ser epidémicas.

En otras zonas del mundo donde el clima no permitía desarrollar la agricultura fue mucho más difícil el crecimiento de la población, pues la escasez de alimentos lo limitaba. Un ejemplo son los países nórdicos, que estuvieron muy deshabitados hasta que se empezó a mejorar la capacidad de navegación y la pesca en el mar, su principal fuente de alimentación. Es curioso observar que estas poblaciones, pese a que su dieta era bastante deficiente en frutas y verduras, y por tanto en vitaminas hidrosolubles, lograron generar tallas más altas y casi desconocer las enfermedades degenerativas que nos afectan en la actualidad.

En algunas zonas de África, con independencia del rigor del clima, ha habido numerosas tribus que han permanecido hasta nuestros días viviendo exclusivamente del ganado y la caza, y alimentándose sólo de carne, sangre, leche y huevos. Son pastores nómadas y guerreros que tienen una constitución física envidiable y que han generado también tallas más altas que otros pueblos africanos. Entre ellos destacan los masáis de Kenia y Tanzania, que llegan a consumir hasta ¡300 gramos de proteínas diarios! Una cifra monstruosa, según los expertos de la Food and Drugs Administration (FDA), y que, sin embargo, a ellos no parece causarles ningún daño y sí muchos beneficios.

En los últimos siglos, el crecimiento de la población y la colonización de América, junto con el hambre y la escasez provocada por las guerras, han hecho que el hombre haya ido incorporando a su alimentación infinidad de productos que, aunque de muy bajo valor nutritivo, sirvieron para llenar los estómagos y saciar el hambre en épocas de penuria, guerra o depresión. Podríamos poner como ejemplo el de la patata que, pese a su escasísimo valor nutritivo (ni siquiera cumple los requerimientos mínimos para pienso de animales), se incorporó a la alimentación humana hace 500 años y por su bajo precio se ha convertido, junto con el azúcar, en el producto base de la alimentación mundial. Siendo estos dos mal llamados alimentos los mayores culpables de la malnutrición generalizada que padece Estados Unidos.

Pensemos por un momento: ¿qué es lo que comemos? En pleno siglo XXI deberíamos poder responder a esta pregunta con una respuesta contundente: **«Comemos todo aquello que científicamente ha demostrado ser más beneficioso para preservar la salud y alargar la vida», pero, lamentablemente, ¡no es así!** Hoy en día seguimos comiendo principalmente todos esos productos que fueron incorporando nuestros antepasados sin ningún criterio nutricional, pues si hoy sabemos poco de nutrición imagine el lector lo que se conocía hace 200 o 500 años. Pero eso, con ser muy malo, no es lo peor.

Lo peor es que en los últimos decenios los grandes fabricantes de alimentos han ido eligiendo cuidadosamente las materias primas más baratas, porque son las que más beneficios les producen, sin preocuparse de que sean nutritivas. Por eso utilizan, prioritariamente, azúcar, cereales, patatas y frutas. A tal extremo se ha llegado que, como ganan tantos miles de millones, mediante la publicidad han convencido a millones de personas de que esos productos, que son pura azúcar y harina, puras calorías vacías como los cereales preparados para desayunos, son saludables para los jóvenes o los deportistas. ¿Podemos extrañarnos de que los niños estén obesos y tengan el colesterol elevado a los 10 años?

Quizá sea demasiado tarde y demasiado complejo a estas alturas prohibir la venta de todos los productos que se han ido creando sólo por su comerciabilidad o por el atractivo de su sabor, desde los caramelos para los niños, hasta los bollos, dulces, cereales, pastas, patatas fritas, confituras o bebidas cargadas de calorías «asesinas». Pero como necesitamos cambiar mucho nuestras costumbres alimenticias y necesitamos hacerlo urgentemente, es imprescindible educar a la población para que sepa alimentarse bien y rechazar esos falsos nutrientes.

La primera medida que deberían adoptar nuestros gobiernos para frenar la epidemia de obesidad y megarexia sería aprobar una ley que obligase a todos los fabricantes de alimentos poco nutritivos, lo que los nutricionistas llamamos calorías vacías, alimentos que sólo alimentan a la grasa, a que en sus envases estuviese la siguiente inscripción: **este producto contiene demasiadas calorías vacías y pocos nutrientes, su uso frecuente puede causar grave daño a la salud.**

Se logró obligar a las compañías de tabaco a incluir una advertencia similar, y realmente muere mucha más gente antes de tiempo por culpa de los alimentos basura que por culpa del tabaco. Hace poco, España se convirtió en el país con la mayor media de longevidad del mundo al superar a Japón y creo, si no me equivoco, que, paradójicamente, España es uno de los países donde más tabaco se consume.

Dentro de 50 años nos asombraremos de cómo la sociedad actual podía permitirse el lujo de malnutrir a sus ciudadanos con alimentos pobres, fomentando todas las enfermedades degenerativas, para luego gastar cientos de miles de millones de euros en tratarlas, y únicamente tratarlas, pues en la mayoría de los casos nunca se llegan a curar.

En este capítulo estamos analizando las causas que nos han llevado a la situación de malnutrición generalizada que padecemos, pero hay otras causas que también debemos comentar. Quizá la más grave y la que requiere un cambio más urgente sea la persistencia de los nutricionistas, los médicos y las autoridades correspondientes en mantener y seguir divulgando normas y pautas de nutrición que se han demostrado totalmente equivocadas y que contribuyen al aumento de la obesidad y de la megarexia.

La evolución de la dietética moderna ha sido tan rápida que muchas ideas que se consideraban correctas se han demostrado con el tiempo equivocadas.

No olvidemos que hasta hace muy pocos años había médicos que recetaban anfetaminas para combatir la obesidad, lo que hizo verdaderos estragos en miles de personas. No olvidemos tampoco que hasta hace muy pocos años muchos médicos trataban a sus pacientes con hormonas tiroideas, provocando atrofias permanentes del tiroides (muchas de las cuales he visto personalmente). No perdamos de vista tampoco que, como dice Richard Passwater, «ni una sola facultad de medicina puede decir, honradamente, que enseña seriamente nutrición». O como dijo el doctor Michael Latham, de la Graduate School of Nutrition de la Universidad de Cornell: «Nueve de cada diez médicos de Nueva York darían respuestas equivocadas a preguntas sobre nutrición».

Hace más de 30 años un médico norteamericano, el doctor Robert Atkins, publicó un libro revolucionario titulado *La dieta del Dr. Atkins,* que se atrevía a contradecir todas las teorías defendidas por las asociaciones médicas. Durante 30 años ha sido rechazado e ignorado, sin siquiera ser estudiado profundamente. Fue calificado de loco y peligroso sólo porque contradecía las normas establecidas que durante esos mismos 30 años han demostrado estar equivocadas. Y no es que defienda aquí la dieta del doctor Atkins, la cual está muy lejos de ser ideal, pero sí debemos reconocer que fue el primero que tuvo la valentía de recomendar cero carbohidratos cuando se consideraba a éstos la base fundamental de la nutrición.

Se necesita tener muchísimo valor y estar muy seguro de lo que se dice para enfrentarse a la poderosa comunidad médica norteamericana. Para reivindicar su memoria y que el lector pueda valorar hasta qué punto aquello fue una enorme injusticia, voy a transcribir aquí una noticia aparecida en *El Nuevo Herald* de Miami el 22 de mayo de 2003:

COMPRUEBAN QUE LA DIETA ATKINS
SÍ AYUDA A PERDER PESO

Un mes después de la muerte del Dr. Atkins, su muy discutida dieta ha recibido el mayor apoyo científico que haya tenido hasta ahora: dos estudios en una de las más distinguidas publicaciones médicas muestran que realmente ayuda a que la gente pierda peso mucho más rápido sin que aumente su colesterol.

La investigación, que aparece publicada hoy en el *New England Journal of Medicine,* encontró que las personas que siguen la dieta Atkins, alta en proteínas y grasas y baja en carbohidratos, pierden el doble de peso en un plazo de seis meses que el que pierden los que siguen una dieta baja en grasas, recomendada por la mayoría de las organizaciones de cuidado médico.

Sin embargo, uno de los estudios halló que los que siguen la dieta Atkins vuelven a recuperar gran parte del peso al final de un año.

Atkins, que murió el 17 de abril a los 72 años tras resbalar y golpearse la cabeza al caer en una acera cubierta con hielo, vivió para ver varios estudios más pequeños que encontraron, con gran sorpresa de los investigadores, que su dieta era efectiva y saludable a corto plazo. Si bien esos informes han sido presentados en conferencias médicas, ninguno hasta ahora había sido incluido en una publicación de importancia. Y uno de los estudios permaneció en la publicación durante un año, convirtiéndolo en el de más prolongada divulgación hasta ahora.

«Durante los últimos 20 años en que he estado ayudando a la gente a perder peso, he descartado la dieta Atkins porque no tenía datos reales en que basarme», dijo el doctor Michael Hamilton, investigador sobre la obesidad que no formó parte de ninguno de los estudios. «Ahora contamos con algunos datos para apoyarnos.» «En este momento —manifestó— no la rechazaría, pero tampoco la recomendaría.» «Qué voy a decir, no sé. No hay pruebas», dijo.

Uno de los estudios duró seis meses y fue realizado por la Administración de Veteranos. El otro estudio, que se prolongó un año, fue encabezado por Gary D. Foster, que dirige el programa de pérdida de peso en la Escuela de Medicina de la Universidad de Pennsylvania.

Desde que se publicó el primer libro de la dieta Atkins en 1972, se han vendido 15 millones de ejemplares. Desde el principio, los médicos calificaron esa dieta como alocada y peligrosa, y advirtieron que las grandes cantidades de carne y grasa podrían degenerar en altos niveles de colesterol.

En ambos estudios se ha demostrado que los que seguían la dieta Atkins tenían, por lo general, mejores niveles de colesterol «bueno» y más bajos de colesterol «malo» y triglicéridos o grasas en sangre. No había diferencia en la presión arterial.

¡Más de 30 años para empezar a estudiar un sistema creado por un médico! No es que la dieta Atkins sea perfecta, pero es mucho mejor que la dieta cargada de carbohidratos que se viene recomendando, como reconocen los últimos estudios. ¿Cuántos millones de personas se podrían haber beneficiado de estos avances en estos 30 años?, ¿cuánto se hubiera podido avanzar en las investigaciones en esos mismos 30 años? y ¿cuánto se hubiera podido ahorrar el gobierno estadounidense? Un estudio publicado el 27 de mayo calcula en 93.000 millones de dólares anuales los gastos provocados por el sobrepeso, más otros 56.000 millones en gastos indirectos.

El desconocimiento sobre los valores nutricionales de los alimentos es tan grande que creo imprescindible enumerar aquí los que considero los cinco errores básicos más graves y frecuentes, no sólo entre los profanos, sino entre la inmensa mayoría de los especialistas en nutrición.

Dicen que lo más difícil del mundo es «desaprender» o, explicado aún mejor, como decía Albert Einstein: «Es más fácil desintegrar un átomo que deshacer un prejuicio». Por ello, ruego al lector que preste mucha atención a estos cinco errores básicos que, como contradicen lo que hemos venido aprendiendo durante muchos años, resultan difíciles de admitir, pero son esenciales para modificar nuestras costumbres alimenticias.

CINCO ERRORES BÁSICOS

PRIMER ERROR: **las frutas y verduras son alimentos completos y nutritivos que no engordan.**

Esto es falso. Tanto las frutas como las verduras son alimentos extremadamente pobres en proteínas, por lo que no se pueden considerar alimentos completos ni sirven para regenerar nuestro organismo. Además, los procesos de comercialización y almacenamiento en el caso de las frutas, y de cocinado en el de las verduras, les hace perder un altísimo porcentaje de vitaminas. Si además las tomamos en forma de zumo también les hacemos perder la fibra, con lo que prácticamente no tienen ninguna cualidad nutritiva realmente apreciable cuando las comemos.

Es lamentable que aún hoy, en numerosos programas de televisión o artículos de prensa, personajes famosos e incluso algunos que se llaman expertos en nutrición se enorgullezcan de desayunar un zumo de naranja, como si se tratase del mejor desayuno del mundo, cuando es todo lo contrario. Al hacer zumos tiramos lo único bueno que tiene la fruta: la fibra y una mínima cantidad de proteínas, y nos bebemos el zumo, que, aunque contiene fructosa en lugar de sacarosa, es prácticamente igual que beberse un vaso de agua con azúcar. (Pese a que muchos expertos empiezan a estar de acuerdo en este punto [que expuse en 1992], en la mayoría de las recomendaciones dietéticas se sigue incluyendo la fruta y sus zumos como algo imprescindible para la salud.)

Como la única forma de convencer y desarraigar ideas tan universalmente aceptadas es con ejemplos contundentes e irrebatibles, he empezado por experimentar conmigo mismo. ¡Llevo más de 24 años sin tomar frutas ni zumos de frutas y estoy a disposición de todo aquel que quiera comprobar mi estado físico interno y externo a mis 65 años de edad! Si creyera que tomar fruta tiene alguna ventaja para mí, no tenga el lector la más mínima duda de que lo haría. También lo he experimentado durante estos años con miles de seguidores, sin que jamás haya tenido ningún inconveniente, excepto con aquellos que estaban acostumbrados a consumir grandes cantidades de fruta y su eliminación rápida les ha producido problemas de estreñimiento, lo cual se ha compensado fácilmente con fibra indigerible, que no contiene nada de azúcar ni fructosa.

Volviendo a la cuestión de desayunar zumo de naranja, como veremos más adelante, el desayuno es la comida más importante del día y es imprescindible que contenga un alto porcentaje de proteínas. El zumo de naranja no contiene prácticamente nada.

Podemos decir, con toda seguridad, que los zumos de frutas son alimentos muy deficientes e incompletos, y que tomados en exceso pueden ser perjudiciales por su alto contenido en carbohidratos y por no tener casi ningún nutriente regenerador. Naturalmente, son mucho más perjudiciales si los tomamos como base del desayuno, que es el momento del día en que nuestro cuerpo necesita nutrirse mejor por llevar muchas horas sin alimentos. Un vaso de zumo de naranja contiene apenas 1,4 gramos de proteínas (que, además, es de bajo valor biológico debido a su origen vegetal) y en cambio tiene 26,5 gramos de carbohidratos, casi tanto como un vaso de coca-cola, que contiene 29 gramos. Y ya que hablamos de los refrescos de cola y de otras bebidas edulcoradas con azúcar es importante hacer comprender al lector lo dañinas y peligrosas que son estas bebidas.

Como veremos más detenidamente en el capítulo 4, «El dulce asesino. La droga más mortífera», una lata de 33 mililitros de cualquier refresco azucarado contiene, como claramente indica el envase, 39 gramos de azúcar. ¡Una sola lata al día, a 39 gramos, significa aproximadamente un kilo doscientos gramos de azúcar al mes!, o sea, unos ¡14 kilos de azúcar al año!, ¡56.000 calorías vacías en un año! ¡Sólo una lata al día nos puede hacer acumular 6 kilos de grasa al año! ¿Cuántas personas y cuántos pobres niños se toman 2, 3 o 4 coca-colas al día? ¿Quién pude extrañarse de que las consecuencias sean una epidemia de diabetes y obesidad? Los responsables de estos refrescos son tan conscientes de esta realidad que recientemente han presentado gaseosas con la mitad de azúcar.

Si ni siquiera a la fruta entera se la puede considerar un buen nutriente (pues contiene una proporción exagerada de carbohidratos frente a una carencia casi absoluta de grasas y proteínas), el caso de los zumos es aún más grave, ya que se les ha privado de la fibra que contenía la fruta y que podría ser una cualidad nutricional digna de tenerse en cuenta. Hago hincapié en este punto de la falta de nutrientes regeneradores de la fruta por tratarse de una creencia equivocada muy generalizada y que resulta difícil de admitir si no se analiza correctamente.

La fruta puede ser útil empleada como complemento de otros alimentos de alto contenido proteico cuando se requiera un incremento del valor calórico, y siempre en pequeñas cantidades. Por ejemplo: en caso de personas delgadas que no pueden engordar por tener un metabolismo muy alto o porque mantengan una actividad física muy intensa, con un alto consumo calórico.

Por lo que respecta a las verduras, conviene comerlas crudas, pues al hervirlas pierden del 30% al 60% de sus vitaminas y minerales. Son importantes por su contenido en fibra para personas con problemas de estreñimiento y para los que quieren adelgazar y tienen mucho apetito, pues por su bajo valor calórico pueden dar sensación de saciedad sin aumentar mucho la ingestión de calorías. Por ese motivo han sido tan alabadas y constantemente recomendadas por tantos mal llamados especialistas en nutrición, que tienen verdadera obsesión con que sus pacientes tomen menos calorías para adelgazar, sin darse cuenta de que si sólo toman verduras, al mismo tiempo que toman menos calorías están tomando menos nutrientes regeneradores de los que su cuerpo necesita. Sólo conseguirán desnutrirse, perder músculo, que su metabolismo se reduzca y que tengan más facilidad para engordar.

Tengamos en cuenta que 100 gramos de solomillo de ternera aportan 90 calorías, 19 gramos de proteínas, casi 2 gramos de grasa y 0 carbohidratos. Si lo comparamos con una de las mejores verduras, por ejemplo, las espinacas, necesitaríamos tomar 750 gramos para llegar a esos 19 gramos de proteínas, pero acompañados entonces de 4 de grasa y 28 de carbohidratos, lo que elevaría su energía a 225 calorías.

Lo cual no quiere decir que no debamos tomar verduras, podemos, pero acompañadas de algo más nutritivo para que nuestro cuerpo se mantenga bien alimentado y regenerado, pudiendo aprovechar para añadirles aceite de oliva, con lo que implementamos la ingestión de grasas monoinsaturadas. El verdadero peligro de tomar mucha verdura es que puede hacernos creer que nos hemos nutrido —pues nos ha quitado el apetito—, cuando en realidad si sólo tomamos verduras ¡no nos habremos nutrido en absoluto!

La patata (que es un tubérculo) es la verdura más peligrosa para el que quiere adelgazar, y si son fritas, son un verdadero «pecado mortal». Cien gramos de patatas cocidas tienen sólo 90 calorías, aunque sin ningún valor nutritivo, ya que tienen 1,8 gramos de proteínas, nada de grasa y 20 gramos de carbohidratos, mientras que fritas tienen casi 600 calorías, también sin ningún valor, pues aunque están más concentradas al perder el agua, para unos 6 gramos de proteínas, tienen más de 50 de carbohidratos y unos 40 de grasa supersaturada. Recientemente, se ha descubierto acrilamida (un potente cancerígeno) en las patatas fritas y han salido informes asegurando que son muy peligrosas, ante lo cual la cadena de comida rápida McDonalds ha anunciado que va a empezar a cocinar unas patatas fritas «menos perjudiciales» (al menos, tienen la honradez de no decir que van a ser beneficiosas sino «menos perjudiciales»).

La patata se incorporó a la alimentación humana hace unos 500 años, con el descubrimiento del Nuevo Mundo y se ha extendido su consumo por ser una de las materias primas más baratas, aunque su valor nutricional es tan escaso que no cumple, ni siquiera, los requerimientos mínimos para un moderno pienso de animales. Y, como todo lo que crece debajo de la tierra, contiene un elevado número de sustancias que resultan tóxicas cuando se ingieren en grandes cantidades.

SEGUNDO ERROR: **se siguen recomendando unos porcentajes de proteínas, grasas y carbohidratos totalmente absurdos.**

Mientras escribo este libro llega a mis manos un folleto editado por la cadena Burger King, que se supone elaborado por expertos y que dice estar supervisado por la Secretaría de Consumo del Ministerio de Sanidad y Consumo, titulado: una alimentación variada... una dieta saludable, en el que se indica textualmente: «Una dieta equilibrada se compone de un 10%-15% de proteínas, un 50%-60% de hidratos de carbono y un 30%-35% de grasas».

Estos mismos porcentajes, con pequeñísimas variaciones, se recomiendan como la dieta ideal por todos los organismos estatales en todo el mundo y por todas las asociaciones médicas desde hace más de 30 años. En ellos está basada la famosa pirámide nutricional que, ahora, parece que empieza a ponerse en duda.

Ya lo dije en 1992 y lo repito ahora: estos porcentajes son absurdos y totalmente perjudiciales en el 99% de los casos. Solamente podrían ser válidos para personas con una extraordinaria actividad física que requieran ese enorme porcentaje de combustible del 80% al 90%.

Considero equivocado recomendar porcentajes generales de nutrientes, sean cuales fueren, sin especificar a quién van dirigidos. Dicho más claramente, suponiendo que esas proporciones fueran correctas, ¿para quién lo serían?, ¿para el que quiere adelgazar porque le sobran kilos de grasa a 9.000 calorías por kilo, o para el que quiere engordar y necesita ingerir calorías?, ¿para el que hace muchísimo deporte y necesita gran cantidad de combustible o para el que no lo hace?, ¿para el que tiene un trabajo extenuante o para el que se pasa todo el día sentado?, ¿para el diabético o para el no diabético?, ¿para el que tiene mucho músculo y poca grasa o para el que tiene mucha grasa y poco músculo?, ¿para el hombre o para la mujer?, ¿para un niño o para un anciano?, etc.

Seamos serios. Es un error recomendar los mismos porcentajes de combustible para necesidades tan dispares. Se está aconsejando entre un 85% y un 90% de combustible lo mismo para personas que tienen un tremendo gasto calórico, por una gran actividad física, que para las que llevan una vida sedentaria. ¡Y como ven que estas últimas no paran de engordar, entonces les dicen que hagan ejercicio para quemar las calorías que les han recomendado! ¿Puede haber mayor contrasentido?

Imagine el lector la barbaridad que supone la recomendación de estos porcentajes para una mujer que pese alrededor de 70 kilos y necesite perder aproximadamente 10 de grasa. Con una dieta de 1.200 calorías diarias, tomando el porcentaje de proteínas más alto, 15%, le supondrían 180 calorías provenientes de proteínas, o sea, 45 g de proteínas al día, lo que supone 0,64 gramos por kilo de peso corporal, ¡ni siquiera las recomendaciones mínimas de la Organización Mundial de la Salud para la subsistencia en los países del tercer mundo! Piénsese la desnutrición que sufriría esa mujer sometida a una «dieta equilibrada» típica de 1.200 calorías/día y lo que sería de la pobre si siguiera una dieta de 700 u 800 calorías/día, como suelen poner en alguna famosa clínica de obesidad.

Lo que resulta evidente es que sería imposible que una mujer de esas características, con un metabolismo muy lento y de vida sedentaria, pierda peso con una dieta de 1.200 calorías si de ellas el 85%, 1.020 calorías, son de grasas y carbohidratos, que son puro combustible que de ninguna manera puede quemar una persona sedentaria. Aun haciendo una hora de gimnasia diaria, los siete días de la semana, en las que quemara unas 300 calorías adicionales, no llegaría a consumir esas 1.020. ¿Cómo va a quemar grasa si le permitimos que tome más combustible del que necesita?

Lo que sí es seguro es que con 0,64 gramos de proteína por kilo de peso corporal, esa mujer se comerá sus propios músculos y órganos internos, o sea, destruirá su tejido muscular y hará descender aún más su metabolismo, arruinará su salud y, al tener un metabolismo más bajo, tendrá más facilidad para engordar.

Pero aún hay más, no es sensato que la proporción correcta de nutrientes, cualquiera que pudiera ser, se calcule sobre la base de tanto al día o tanto a la semana, sino que lo correcto sería calcularla sobre la base de tanto en cada toma de alimentos. El cuerpo necesita mantener aminoácidos esenciales en sangre durante todo el día, no pasar tantas horas desnutrido y pretender compensarlo con una sola comida.

Si queremos obtener óptimos resultados el cuerpo necesita nutrirse lo mejor posible en cada toma de alimentos.

No tendría sentido, ni sería en absoluto beneficioso para nuestra salud, comer muy bien en una comida y muy mal en otra: la lucha contra el envejecimiento y la degeneración celular debe ser permanente y constante.

Es muy frecuente que esta falta de preocupación por una buena nutrición dificulte la obtención de resultados en aquellos que quieren adelgazar, pues el permitir que el cuerpo acumule grasa, como consecuencia de una comida excesiva o pobre desde el punto de vista nutricional (alimentos basura), representa un mayor esfuerzo de déficit calórico en las siguientes comidas. Es hacer y deshacer. Y siempre es más fácil acumular grasa que destruirla.

Tanto las grasas como los carbohidratos son productores de energía, son combustible, y cuando lo que se pretende es que el organismo consuma la grasa que tiene acumulada, es evidente que tendremos que reducir la ingestión de calorías al máximo para provocar un déficit que obligue al cuerpo a quemarla, y como la ingestión de grasas es necesaria e imprescindible para muchas otras funciones, y no debemos reducirla, lo único que podemos y debemos reducir al máximo son los carbohidratos, ya que eliminarlos totalmente es casi imposible.

Sabemos que al provocar un déficit de calorías el cuerpo necesita tomar energía de algún otro sitio, pero por desgracia le resulta más fácil quemar tejido muscular que grasa, puesto que ésta está más aislada que el músculo. Si fuera al revés, sería maravilloso, pues resultaría muy fácil adelgazar.

Experimentos científicos han demostrado que con dietas deficientes en proteínas, hasta el 75% de la pérdida de peso que experimenta la persona puede ser debida a la pérdida de tejido muscular. Por eso es tan importante mantener bien alimentado el músculo con proteína cuando reducimos la ingestión de calorías.

La reducción de grasas, y sobre todo de carbohidratos, estará condicionada por la actividad de la persona: si es muy sedentaria, será necesario reducir prácticamente a cero la ingestión de carbohidratos, ya que las grasas no se pueden reducir mucho, pues son imprescindibles para la regeneración muscular y para innumerables procesos corporales. De ahí la ventaja de combinar el cambio de alimentación con un plan de entrenamiento adecuado que nos permita incluir algo más de calorías en la dieta.

Cuando tratamos de reducir a cero (prácticamente imposible) o casi a cero la ingestión de carbohidratos, nos encontramos con el problema de que en la alimentación normal no disponemos de ningún producto que sea 100% proteínas. Por ejemplo, un vaso de leche puede tener 6 o 7 gramos de proteínas, pero también tiene de 7 a 8 de grasas y 9 o 10 de carbohidratos. Cien gramos de queso tipo gruyère tienen unos 23 gramos de proteínas, más 35 o 40 de grasa y 2,5 o 3 de carbohidratos. Incluso las almendras, que son de los frutos secos más ricos en proteínas, para 100 gramos tienen unos 20 de proteínas, unos 50 de grasas y 18 de carbohidratos. (En alguna ocasión he oído decir a un vegetariano el absurdo de que una almendra tiene más proteínas que un filete de carne.)

Ante la dificultad de que las proteínas en estado natural estén siempre acompañadas de grasas o carbohidratos, resulta prácticamente imposible hacer una dieta alta en proteínas y muy baja en carbohidratos. Afortunadamente, hoy disponemos de concentrados de proteínas de alto valor biológico y altísimas concentraciones proteicas, del orden del 90% al 95%, a las que, aunque son de origen natural, se les han eliminado casi por completo las grasas y los carbohidratos. Esto nos permitirá reducir la cantidad total de calorías de nuestra alimentación sin reducir la ingestión de proteínas.

Más adelante veremos de qué manera las proporciones de grasas, carbohidratos y proteínas deben adaptarse constantemente a las necesidades reales de cada persona. Y cómo la dieta isoproteica le permitirá controlar y dirigir esa adaptación a su caso particular, aun en el supuesto de que ya haya sido afectado por la megarexia.

TERCER ERROR: **para adelgazar hay que comer menos.**

Esto es absolutamente falso. Aunque parezca mentira, el gravísimo error que comentábamos en los párrafos anteriores se viene repitiendo una y otra vez por la mayoría de los llamados «expertos en nutrición» de todo el mundo.

Si usted no se explica por qué, le daré una pista: la obsesión por rebajar las calorías es tan grande que ha ocultado la necesidad real de fortalecer y regenerar el organismo. No les ha dejado ver que hay dos formas de adelgazar:

- La primera, la que a simple vista parece más lógica y que todo el mundo recomienda alegremente, es comer menos. Esto es, seguir comiendo los mismos alimentos pero en menor cantidad para ingerir menos calorías de las que se gastan. Lo malo es que al comer menos de los mismos alimentos basura que comíamos antes y que nos habían hecho engordar, estaremos tomando menos combustible, pero también estaremos tomando aún menos alimentos regeneradores y fortalecedores. Con lo cual, al tiempo que perdemos grasa, desnutrimos nuestros órganos y nuestros músculos. La consecuencia será que al perder tono muscular, nuestro metabolismo se irá reduciendo y con él nuestro gasto calórico, por lo que en cuanto nos descuidemos volveremos a acumular grasa. El ejemplo más claro es el **efecto yoyó**, que comentaremos en seguida.

- La segunda forma de adelgazar, que puede resultar más chocante en un primer momento pero que es la única sana y verdaderamente efectiva, es comer más y mejor de todo lo que alimenta, fortalece y regenera nuestros músculos y los tejidos nobles de nuestro organismo (órganos internos, huesos, piel, pelo, uñas, dientes, sistema inmunológico, sistema circulatorio, etc.), y no comer nada o casi nada de alimentos basura, calorías vacías que sólo «alimentan» nuestros depósitos de grasa.

Recomendar la primera forma de adelgazar es lo que hemos venido haciendo durante los últimos 50 años, y es lo que ha llevado a muchos «expertos» en nutrición, que constatan que sus recomendaciones no surten ningún efecto, a atribuir la persistencia de la obesidad a la falta de actividad y a la vida cada vez más automatizada: desde el uso excesivo del coche hasta los electrodomésticos. No comprenden que ese comer menos es justamente lo que hace engordar a sus pacientes, ya que les provoca un descenso del metabolismo que les conducirá a acumular grasa.

Es indudable que el sedentarismo de la vida actual es extremadamente perjudicial para la salud, pero no olvidemos que en todas las épocas ha habido obesos. Si alguien lo duda basta con recordar el cuadro de Rubens *Las Tres Gracias*. Pero si sólo el sedentarismo fuera el culpable de la obesidad, si, por poner un ejemplo, bastara con caminar más para adelgazar, no existirían carteros obesos, ya que pasan muchas horas al día caminando o subiendo y bajando del vehículo que utilizan y les puedo garantizar que he visto a muchos que podrían ser un buen ejemplo de hasta dónde puede llegar el sobrepeso.

El origen de éste siempre está causado por una ingestión de calorías superior al consumo de las mismas, pero a medida que se va acumulando la grasa se van produciendo una serie de cambios en el organismo que, como veremos a continuación, no son reversibles por el simple hecho de reducir la ingestión de calorías, sino que esto indudablemente agravará la situación.

EL EFECTO YOYÓ

Un estudio realizado con ratas hace unos veinte años, y cuyos efectos también han sido experimentados por millones de personas en todo el mundo, vino a demostrar los dañinos resultados de comer menos, a esto se llamó efecto yoyó o dieta yoyó.

Suministrando a un grupo de ratas de laboratorio una dieta alta en calorías, se les hizo aumentar de peso, midiendo el tiempo que tardaban en aumentar un 20% su peso corporal. A continuación se les sometió a una dieta hipocalórica tradicional hasta hacerles recuperar el peso inicial y se controló también el tiempo que tardaron en ello.

Se repitió el experimento por segunda vez con la misma dieta alta en calorías, observando que en esta ocasión las ratas aumentaban de peso mucho más rápidamente. Cuando se les volvió a someter a la dieta hipocalórica tardaron mucho más que la primera vez en recuperar su peso normal.

Repetida por tercera vez la prueba, el resultado fue aún más espectacular: las ratas subieron de peso con una rapidez asombrosa y emplearon nueve veces más tiempo en recuperar su peso, las que lo hicieron, pues se dio el caso de que muchas no lo recuperaron nunca pese a mantener permanentemente la misma dieta hipocalórica.

A este fenómeno, bautizado con el nombre de efecto yoyó, los investigadores, que frecuentemente tienen un espíritu muy novelesco, le atribuyeron infinidad de causas, a cual más pintoresca:

- Se dijo que las células grasas tenían una especie de memoria que les obligaba a recuperar rápidamente el tamaño y el peso perdido.
- Se dijo que el organismo se defiende contra la falta de calorías de la alimentación acumulando rápidamente en forma de grasa todo lo que come cuando vuelve a recibir nutrientes.
- Se dijo que las dietas hipocalóricas provocan una especie de síndrome de abstinencia que obliga al obeso a comer dulces y golosinas, incluso a hurtadillas.
- Se dijo que los humanos, en la Antigüedad, habían pasado por terribles épocas de escasez de alimentos o hambrunas y que nuestro cuerpo las «recordaba», y considerando la dieta como el principio de una de ellas, trataba de prepararse y defenderse acumulando en grasa todo lo que comía.

Como se puede ver, aquellos «expertos» no tenían mucha idea de la verdadera causa de ese resultado, pero lo que sí tenían era muchísima imaginación para inventar curiosas explicaciones a los efectos que no eran capaces de comprender.

En un artículo aparecido el 8 de julio de 1991 en el diario *El Mundo* se llegó a decir lo siguiente:

UN ESTUDIO DEMUESTRA EL PELIGRO
DE ADELGAZAR Y VOLVER A ENGORDAR

Los que practican la dieta «yoyó» tienen casi el doble de posibilidades de padecer una enfermedad cardíaca o un cáncer. Un estudio epidemiológico publicado en el último número del *New England Journal of Medicine* evidencia que las personas que frecuentemente se someten a dieta y pierden peso, pero que vuelven a engordar, tienen casi el doble de posibilidades de padecer una enfermedad coronaria y cáncer que aquellas cuyo peso permanece estable, aunque sea superior al adecuado.

Científicos de la Universidad de Boston y de Yale, junto con investigadores del Departamento sueco de Medicina Familiar, han trabajado con datos de 1.800 mujeres y 1.300 hombres acumulados a lo largo de 32 años que participaron en un estudio de la norteamericana ciudad de Framingham. Esta localidad es famosa porque en ella se viene realizando, desde hace más de 30 años, el más completo estudio epidemiológico jamás hecho sobre una población determinada.

Un equipo de investigadores liderado por el doctor Brownell, de la Universidad de Boston, concluyó, tras el estudio, que las personas que se someten más de dos veces en la vida a una dieta en la que pierden al menos 10 kilos, pero que a la larga los vuelven a ganar, tienen posteriormente un riesgo de entre el 70% y el 100% superior de sufrir cardiopatía isquémica y tumores malignos que los hombres y mujeres con un peso casi siempre estable, aunque éste no sea el más adecuado. **(Es evidente que la desnutrición provocada por la dieta yoyó ha debilitado su sistema muscular y sus órganos internos, haciéndolos más propensos a la cardiopatía y los tumores.)**

Los datos se obtuvieron una vez ajustados el resto de los factores de riesgo de cáncer y enfermedad cardíaca, tales como: tabaco, hipertensión, actividad física y colesterol sanguíneo.

Aunque el estudio es puramente epidemiológico y no aborda en absoluto cuáles podrían ser las razones que justifiquen los resultados, algunos científicos se han aventurado a lanzar hipótesis.

«Posiblemente volver a engordar, una vez que se ha adelgazado, sea el auténtico factor de riesgo. La grasa se acumula de nuevo en las vísceras abdominales y sabemos que éste es uno de los factores que más arteriosclerosis genera», afirmó el doctor Claude Bouchard, de la Universidad de Laval, en Canadá, en un editorial del mismo número del *New England Journal of Medicine.*

El número de obesos crece anualmente en los países ricos. En Estados Unidos el 40% de los hombres y el 56% de las mujeres son obesos. Un individuo es obeso cuando el resultado de dividir su peso (en kilos) por el cuadrado de su altura (en metros) es superior a 26.

Que nadie entienda, a la luz de estos resultados, que no hay que adelgazar cuando se está obeso. La obesidad es un importante factor de riesgo y lo mejor es adelgazar sin engordar después.

La doctora Johana Dwyer, directora del Departamento de Nutrición del New England Medical Center, afirmó: «La dieta yoyó es peligrosa, es mejor no intentarla».

¡No intentarla!, como si la gente engordara y adelgazara por capricho o a propósito. La pobre gente que sufre esas consecuencias lo hace por la falta de información y por la obsesión de creer que cualquier dieta hipocalórica es perfecta, en lugar de comprender la verdadera razón, que pasamos a comentar en el cuarto error.

CUARTO ERROR: **considerar equivalentes, desde el punto de vista nutricional, todas las calorías, provengan de grasas, carbohidratos o proteínas.**

La verdadera razón del efecto yoyó es, simplemente, que la dieta hipocalórica que se empleó con las ratas, y que se viene recomendando y empleando con las personas obesas, es deficiente. Es una dieta debilitante, desnutritiva e incapaz de mantenerlas suficientemente alimentadas durante el período de adelgazamiento.

Lo que realmente sucede con la dieta yoyó es la consecuencia lógica de que durante muchos años los expertos en nutrición se hayan empeñado en defender el absurdo de que las calorías son calorías y que da igual que provengan de las grasas, los carbohidratos o las proteínas. ¡Como si la única función de los alimentos fuera la de actuar como combustible para proporcionar energía al cuerpo!

Con los carbohidratos se puede admitir que su fin primordial sea proporcionar energía, puesto que no sirven para otra cosa, pero las grasas, además de proporcionar energía, cumplen infinidad de funciones: desde intervenir de forma imprescindible en la regeneración de nuestras células, hasta permitir la asimilación de todas las vitaminas liposolubles, aparte de desempeñar un papel fundamental en la mayoría de los procesos corporales.

Las proteínas, aunque pueden llegar a ser utilizadas como combustible si se toman en exceso, son fundamentalmente alimentos plásticos y regeneradores de todas las células que componen nuestro organismo, así como imprescindibles y básicas para la formación de numerosos elementos esenciales para la vida (enzimas, sistema inmunológico, etc.). Son imprescindibles e insustituibles. Y es necesario que en las dietas hipocalóricas se mantenga la adecuada ingestión de proteínas para garantizar la salud de las personas y de sus órganos vitales. Son el único nutriente plástico o regenerador. Si, de hecho, la cantidad de proteínas que ingiere el individuo medio es deficiente, cuánto más lo será cuando les obligan a comer menos.

Este error, en el que incurren la mayoría de los expertos en nutrición, es uno de los más peligrosos, pues en la práctica, cuando se compone el menú de un desayuno o comida no se está concienciado de la importancia que tiene para la buena nutrición mantener una ingestión suficiente y constante de proteínas frente a la de grasas y carbohidratos.

Veamos el ejemplo del desayuno, que es una de las comidas que peor hacemos. Cuando le hago ver a uno de mis alumnos que normalmente desayuna un café con tostadas o bollos que necesita reforzar nutricionalmente su desayuno, lo primero que se le ocurre es incluir un zumo de naranja, o sustituir los bollos por frutas, sin darse cuenta de que así no está mejorando básicamente el valor nutricional de su desayuno, puesto que al primero le faltan proteínas y a las segundas también.

Ésta es una de las razones por las que me gustan los libros de Ana María Lajusticia, famosa bioquímica española, quien ya desde hace años viene insistiendo en que hay que desayunar huevos, jamón, queso, etc., alimentos con un buen contenido de proteínas y grasas, cuya inclusión en el desayuno, de forma continua, garantiza un aumento del rendimiento físico y mental durante las mañanas. Esta famosa especialista llega a atribuir el incremento del fracaso escolar a las deficientes costumbres alimenticias en el desayuno.

Afortunadamente, en los últimos años son muchos los especialistas que se inclinan por un aumento en la ingestión de proteínas y una disminución equivalente de grasas y carbohidratos. Dietas basadas en estos principios son las llamadas dieta de Cambridge, Optifast, Modifast, Biomanan, Slimfast, etc., algunas de las cuales llegan a incrementar las proteínas hasta un 60% del valor calórico total. Sin embargo, hasta estos incrementos se demuestran insuficientes en los casos de mucha acumulación de grasa. Además, todas estas dietas son excesivamente bajas en grasas, olvidando que éstas son imprescindibles en la regeneración celular.

Otra circunstancia que ha inducido a error ha sido la de admitir como buenas las cantidades mínimas de proteínas indicadas por la Organización Mundial de la Salud (OMS) y la Organización para los Alimentos y la Agricultura (FAO) de 0,57 gramos de proteína al día por kilo de peso corporal, que si bien puede ser aceptable como cantidad mínima vital para que sobrevivan los pueblos desnutridos de muchos países africanos, nada tiene que ver en absoluto con la cantidad de proteínas que sería recomendable para desarrollar una perfecta salud en circunstancias muy dispares.

Las necesidades de proteínas aumentan considerablemente en muchas circunstancias y por muchos factores: la edad, las lesiones, las operaciones, las pérdidas de tejidos o sangre, los trabajos físicos extenuantes, la práctica deportiva, el embarazo, las dietas de adelgazamiento, etc.

Además, hay tres consideraciones muy importantes que debemos tener en cuenta:

1) La OMS y la FAO hablaron hace muchos años de un mínimo de proteínas para mantener la salud de personas

desnutridas, considerando la salud como «ausencia de enfermedad». Digamos que consideraron el nivel mínimo de proteínas requeridas para evitar la desnutrición en el hombre medio, idealizado e inexistente, que corresponde al tipo medio en países subdesarrollados.

Pero ¿no deberíamos aspirar a algo más?, ¿no sería mucho más correcto calcular las cantidades ideales (no las mínimas) de proteínas para lograr una salud y un bienestar óptimos?, ¿y estas cantidades ideales revisarlas para cada una de las situaciones especiales?

Para tratar de averiguar cuál sería la cantidad conveniente de proteínas para un deportista, la Clínica Weider Health and Fitness de Montreal, Canadá, conocida por su apoyo a las soluciones científicas para la nutrición de los atletas, entregó hace unos años una beca a un equipo de fisiólogos y nutrólogos de las Universidades de Kent State, en Ohio, y de McMaster, en Ontario, para realizar una investigación en atletas y deportistas.

El jefe del equipo, el doctor Peter W. R. Lemon, ya había establecido que la ingestión diaria de 0,8 gramos de proteína por kilo de peso corporal era claramente insuficiente para los deportistas. Incluso la duplicación de esa cantidad ha resultado insuficiente. En el momento actual se está investigando el nivel de 3,2 gramos de proteína por kilo de peso corporal. Aún estamos esperando los resultados.

A este respecto es interesante comentar el clásico estudio de Orr y Gilks (1931) realizado en dos tribus africanas y narrado por el doctor Grande Covián en su libro *Nutrición y salud.* En este estudio se demostró que los masáis, que se alimentan principalmente de carne, leche y sangre, y que ingieren la asombrosa cantidad de ¡300 gramos! de proteínas al día, muestran un excelente desarrollo físico, son extremadamente vigorosos y no parece que el consumo de tan elevada cantidad de proteínas (4 gramos por kilo de peso corporal) haya constituido ningún peligro para su salud.

2) Cuando se consideran las necesidades de proteínas en función del peso corporal de la persona (tantos gramos de proteína al día por kilo de peso corporal), ¿no sería lógico tener en cuenta de qué está compuesto ese peso corporal?, ¿cómo se puede concebir que necesite el mismo porcentaje de proteínas un kilo del cuerpo de un atleta perfectamente entrenado, que es todo músculo, o el de un niño travieso, delgado y fibroso, que también es puro músculo y además está creciendo, que un kilo del cuerpo de una persona obesa, que en su mayor parte es grasa?

   Y cuando decimos tantos gramos de proteínas al día, ¿no deberíamos decir tantos gramos en cada comida? Pues de nada sirve tomar muchas más proteínas de las que se pueden asimilar juntas en una sola comida para luego pasar el resto del día desnutrido, puesto que las proteínas ¡no se pueden acumular ni guardar para ser utilizadas más tarde! Y, sin embargo, la necesidad de regenerar nuestro organismo es continua: las 24 horas del día.

3) Entre la población media existe un gran desconocimiento sobre los alimentos que contienen proteínas y la cantidad de las mismas contenidas en cada uno de ellos. Se da la circunstancia de que dentro de la alimentación normal existen productos que son 100% grasas, como por ejemplo el aceite o la mantequilla, y otros que son 100% carbohidratos, como los azúcares y la miel, pero no existe nada que sea 100% proteínas, por lo que se ha gene-

ralizado la costumbre de llamar proteínas a las carnes, los pescados, los huevos e incluso los quesos, cuando todos estos productos contienen, también, grasa y agua en gran cantidad.

Aunque parezca exagerado, les puedo garantizar que en mi vida he tropezado con miles de personas que pensaban que cuando se comían un filete de 100 gramos estaban tomando 100 gramos de proteínas, cuando en realidad no serían más de 18 o 20 gramos.

En definitiva, ¿no sería absurdo que si todas las calorías fuesen iguales nos estuvieran recomendando ciertos porcentajes de carbohidratos, grasas y proteínas (55, 30 y 15), aun en el caso de que fueran correctos?, o peor aún, ¿no sería absurdo que nos pidieran que tomáramos menos grasas si todas las calorías fueran iguales?

QUINTO ERROR: **la obsesión por reducir la ingestión de grasas.** En el mundo actual existe una verdadera obsesión por reducir el consumo de grasas, tanto entre los profesionales como entre los consumidores. Se consideran «malas» las grasas porque tienen 9 calorías por gramo y «buenos» los carbohidratos porque sólo tienen 4, sin profundizar en los efectos o las necesidades de unas y otros a medio y largo plazo. Esta obsesión por eliminar las grasas ha sido favorecida y fomentada por 50 años de consejos de la American Medical Association (AMA), la Food and Drugs Administration (FDA) y miles de organizaciones y expertos en todo el mundo.

Como ya hemos dicho, las grasas son esenciales e imprescindibles en numerosos procesos del metabolismo animal y de la regeneración celular, y su reducción por debajo de ciertos límites es muy perjudicial para la salud.

Por eso, la drástica reducción en el consumo de grasas que se ha experimentado durante los últimos decenios en Estados Unidos y en otros países desarrollados ha traído consigo un incremento de la obesidad y de todas las enfermedades degenerativas.

Hoy vemos en los supermercados una enorme proliferación de los llamados alimentos libres de grasas, que, en su inmensa mayoría, son puro azúcar y puro carbohidrato. O sea, muchísimo más perjudiciales que los alimentos con grasa a los que han sustituido.

Llegados a este punto, debemos hacer una observación sobre algo que, siendo muy importante, jamás habrá oído comentar a nadie, ni habrá visto explicado en ningún libro y que, sin embargo, solamente con utilizar el sentido común resulta evidente.

Sabemos que el metabolismo basal de un organismo vivo es el gasto de energía en estado de reposo, y que ese gasto base o metabolismo basal irá aumentando a medida que se incremente la actividad.

El metabolismo total diario es el gasto o consumo total de calorías durante todo el día, que lógicamente se verá influido por la mayor o menor actividad que tengamos.

Pues bien, mucha gente cree que el metabolismo es algo que cambia inesperadamente, sin que nadie sepa por qué. Solemos oír frases como «me cambió el metabolismo y empecé a engordar» o «es imposible que adelgace porque me dijo el médico que me cambió el metabolismo», y otras similares.

Incluso he tropezado en mi vida con muchos médicos que defienden a capa y espada que el metabolismo basal no se puede aumentar si no es con excitantes o estimulantes, como por ejemplo las anfetaminas.

Lo cierto es que el metabolismo basal depende, igual que el metabolismo total, de la cantidad de músculo que tenga el cuerpo. El músculo quema calorías incluso en estado de reposo. La grasa, que no es más que un almacén de reserva de energía, apenas lo hace.

El gasto calórico o metabolismo depende del tono o densidad muscular más que de ninguna otra cosa y es indudable que el tono muscular y su volumen total se puede aumentar siempre con una alimentación adecuada y el ejercicio conveniente, ¡incluso a los 90 años de edad!

Un grupo de médicos de la Universidad Tufts afirmó en el *Diario de la Asociación Médica Americana* que seis mujeres y cuatro hombres cuya edad media era de 90 años mejoraron sus niveles de fuerza entre un 300% y un 400% durante un período de ocho semanas con ejercicios de entrenamiento con pesas y dietas altas en proteínas. ¿Podemos pedir un ejemplo más claro?

La pérdida de grasa corporal también eleva el metabolismo, pues sabemos que una parte importante de nuestro consumo calórico se emplea en mantener la temperatura constante de nuestro cuerpo y que la grasa es un aislante que por sí mismo ayuda a conservar esa temperatura. Por tanto, si nos despojamos de la grasa es como si nos desnudáramos: el consumo calórico para mantener la temperatura será mayor.

En resumen, podemos aumentar el metabolismo elevando el tono y volumen total muscular y disminuyendo la grasa corporal.

Este principio no había sido formulado anteriormente, pero es el punto de partida ideal para la comprensión de la dieta isoproteica y el establecimiento del plan de acción en la lucha contra la obesidad y la megarexia, que estudiaremos en los próximos capítulos.

Estas consideraciones son necesarias para comprender perfectamente el mecanismo que regula el aumento y la disminución de peso, por eso no nos cansaremos de profundizar en ellas para evitar que más personas se dejen embaucar por promesas milagrosas que sólo conducen a arruinar la salud.

El efecto yoyó se viene repitiendo desgraciadamente en miles y miles de personas que han confiado en la publicidad de las llamadas clínicas de adelgazamiento, que ofrecen resultados milagrosos de pérdida de peso sin ejercicio, sin dieta, sin inyecciones, sin pasar hambre, etc.

El verdadero peligro de caer en manos de estos «comerciantes de la obesidad» es que para hacer honor a su publicidad tienen que conseguir resultados a corto plazo y a costa de lo que sea, por lo que a los pobres que caen en sus garras les hacen perder más músculo que grasa, arruinando así su salud. Realmente, lo que le sobra a la persona obesa no es peso en general sino peso de grasa, por lo que necesita aumentar su peso de músculo, pues la mayoría de los que tienen sobrepeso acumulado durante años tienen en realidad menos tejido muscular del que deberían y mucha más grasa de la que necesitan.

Está comprobado que una persona de este tipo, que como es lógico tiene un metabolismo muy bajo, al seguir una dieta hipocalórica no estudiada específicamente para conservar el músculo pierde peso, pero más de la mitad del peso que pierde es destrucción del tejido muscular. Esto supone automáticamente una mayor disminución del metabolismo, por lo que a medida que éste decrece la pérdida de peso va siendo menor, hasta llegar incluso a neutralizar totalmente la mínima ingestión de calorías y estabilizar a la persona en un peso determinado, pese a que continúe con la misma dieta hipocalórica (efecto yoyó).

Como es natural, en el momento en que esa persona, con un metabolismo tan bajo, se extralimite lo más mínimo o abandone la dieta engordará rápidamente, incluso más de lo que había perdido. Pero con una nefasta diferencia, la proporción de grasa en su cuerpo será mucho mayor que al principio y la proporción de músculo, mucho menor.

Ya tenemos el efecto yoyó, o lo que llamamos círculo vicioso negativo: más grasa y menos músculo = menor metabolismo = menor consumo calórico = más grasa y menos músculo.

En resumen, la persona que termina una dieta de este tipo está en peor situación que antes de empezarla, por lo que si vuelve a repetir la experiencia los resultados pueden ser catastróficos.

Ahora podemos comprender lo sucedido a las ratas del experimento que contamos antes. Después de haber engordado y acumulado grasa, tardaban más en adelgazar porque su metabolismo era más lento debido a lo poco nutritiva de la dieta que habían recibido, y, por el mismo motivo, al volver a recibir la dieta hipocalórica engordaban mucho más deprisa y en mayor proporción de grasa. En la tercera prueba, su metabolismo ya era tan bajo que algunas ratas nunca pudieron recuperar su peso inicial, a pesar de hacer la misma dieta hipocalórica, pues su consumo de calorías estaba por debajo de las que ésta les proporcionaba.

En situaciones como las comentadas es muy peligroso seguir los consejos bienintencionados de familiares o amigos, e incluso de médicos que nos dicen que lo que tenemos que hacer para adelgazar es comer menos. Aunque parezca muy lógico, no lo es en absoluto, **¡comiendo menos lo que lograremos será debilitarnos, desnutrirnos y acumular más grasa!** El cuerpo humano no es una caja cerrada donde se meten calorías por un lado y se sacan por otro, es un organismo vivo que necesita ser alimentado adecuadamente para mantener su metabolismo alto y defenderse de la enfermedad. Y la obesidad, en este sentido, sí es una verdadera enfermedad.

Veamos otra actitud que suele ser muy frecuente entre las personas que quieren adelgazar. Muchos de mis pacientes me hacen los siguientes comentarios: «He comido mucho al mediodía y además me he pasado con el postre, por lo que he decidido compensarlo y me he acostado sin cenar», «fuimos a cenar con unos amigos y comimos tanto que esta mañana no he desayunado», «estoy dispuesta a adelgazar, ¡ahora sólo ceno fruta y un yogur y desayuno zumo de naranja!».

Estas actitudes «tan corrientes» ¡son muy peligrosas y nos hacen engordar!

La pregunta es ¿por qué el saltarse alguna comida nos engorda?, ¿por qué la costumbre de no cenar o no desayunar, o cenar fruta y verdura, o desayunar café con tostadas nos engorda?

Creo que el lector, después de lo que ya lleva leído, sabrá contestar correctamente a estas preguntas, pero la idea de no comer o comer poco para adelgazar está tan arraigada y parece tan lógica que conviene explicarlo detalladamente una vez más.

Decíamos que el período de asimilación de las proteínas que comemos es de una media de cinco horas y media a seis desde su ingestión. Si descontamos las dos horas aproximadas de la digestión, nos quedan tres y media o cuatro de aprovechamiento, por parte de nuestras células, de los aminoácidos que nos proporcionaron las proteínas que comimos.

Después de una comida abundante en proteínas efectuada a las tres de la tarde, sabemos que a las nueve de la noche apenas nos quedan ya aminoácidos circulantes en sangre. Por lo que si omitimos la cena o la hacemos nutricionalmente pobre, durante toda la noche nuestro organismo estará malnutrido y en él se estará produciendo una imperfecta regeneración celular y una ligera pérdida del tono muscular.

Por tratarse de un proceso muy lento (ya comentamos que la regeneración completa del sistema muscular tarda unos seis meses) puede pasar inadvertido, pero esa ligera pérdida de tono muscular genera una pequeñísima disminución del metabolismo basal que, si se repite con frecuencia, porque el saltarse comidas se haya convertido en una costumbre, provocará la disminución del gasto calórico, reflejándose en una mayor facilidad para acumular grasa.

El problema se acentúa más si, en lugar de omitir la cena, tomamos alimentos que contengan muchos carbohidratos que son puro combustible, como por ejemplo frutas, puesto que al acostarnos no consumimos ese combustible ingerido y todas sus calorías se convertirán en grasa. Por consiguiente, el haber tomado esas frutas no nos ha ayudado en nada a mantener nuestro tono muscular.

El mismo problema tenemos con el desayuno. Por la mañana no nos quedan aminoácidos en sangre y si no desayunamos o sólo tomamos un café con tostadas o alguna fruta que apenas tiene proteínas, durante toda la mañana hasta la hora de la comida estaremos malnutridos y destruyendo nuestro tejido muscular poco a poco. Además, no rendiremos bien ni física ni intelectualmente en las horas más importantes del día. Y si, además, nos obligamos a hacer ejercicio o esfuerzos físicos, quizá estimulados por el café, aumentaremos la destrucción de las células musculares.

Si todo este proceso fuera más rápido nos asustaría tanto que lo corregiríamos en seguida. Pero, por desgracia, al ser un proceso tan lento los cambios apenas se notan y como nos sentimos fuertes, por la energía de los carbohidratos y la excitación del café, nos parece que estamos bien alimentados. Tanto la ligera pérdida de tono muscular como el pequeño aumento de grasa pasarán inadvertidos.

Poco a poco, y a pesar de que comemos menos que nunca, notamos cómo engordan los muslos, la cintura, la cadera o los brazos, ¡y no podemos explicarnos el motivo!

Es entonces cuando empezamos a justificarnos diciendo que nos engorda el agua, o los nervios, o el aire, o las preocupaciones, o el estrés, o que no hemos engordado, que lo que sucede es que retenemos líquidos, o que somos anchos de constitución, o que es debido a la edad, etc. Cualquier explicación menos la verdadera: ¡nos estamos alimentando muy mal!

Y hablando de alimentarse mal, no podemos dejar de referirnos al elemento más nefasto de todos los que componen la alimentación actual, y que merece que le dediquemos un capítulo aparte (el próximo), por lo generalizado de su uso en todos los sectores de la alimentación y por las calamitosas consecuencias que acarrea su consumo exagerado. Nos referimos al **«dulce asesino, la droga más mortífera»**, **el azúcar.**

4

«EL DULCE ASESINO. LA DROGA MÁS MORTÍFERA»

Ninguna droga, guerra o cataclismo ha causado tantas muertes prematuras.

Desconozco quién llamó al azúcar «el dulce asesino», pero desde luego no pudo encontrar un nombre más adecuado. El gravísimo error que comentábamos en el capítulo 2 de considerar nutrientes a los carbohidratos ha hecho que, olvidando los innumerables daños que causa a nuestro organismo, se haya considerado al azúcar como un alimento recomendable y se haya permitido que su utilización se extienda de forma masiva hasta convertirse en la materia prima más utilizada por la industria alimentaria mundial.

El azúcar es un componente básico en más del 92% de todos los alimentos preparados, siendo la materia prima más abundante en casi la mitad de ellos.

El otro gravísimo error, que también comentábamos en el capítulo 2, de considerar perjudiciales las grasas, olvidando su papel fundamental en la regeneración celular de nuestros tejidos, y tratar de reducir su consumo al máximo, ha llevado a que se presenten como saludables y beneficiosos miles de productos «libres de grasa» que inundan los supermercados, y en los que el primer o segundo componente en razón de cantidad es el azúcar, que los convierte en verdaderos venenos para la salud de los consumidores.

En 2002 el consumo medio de azúcar en Estados Unidos ha más que triplicado el consumo medio mundial, que se cifra en unos 20 kilos por persona y año, alcanzando la alarmante cifra de 66 kilos por persona, lo que equivale a decir ¡264.000 calorías vacías cada año y para cada persona!, ¡casi 30 kilos de grasa acumulable sólo a través del azúcar! Si aún le quedan dudas de quién es el principal culpable de la deplorable situación nutricional de los norteamericanos, aquí tiene unas cifras para meditar.

La producción mundial de azúcar ha pasado de unas 10.000 toneladas en 1900 a más de 120 millones de toneladas en la actualidad. ¡Se ha multiplicado 12.000 veces en 100 años! Ese monstruoso aumento se ha debido a numerosos factores: el primero ha sido el precio, pues se trata de una de las materias primas más baratas y es natural que los fabricantes de alimentos prefieran una materia prima barata que, además, tiene un sabor muy agradable y que es muy adictiva. Este poder adictivo ha sido el otro factor decisivo para su poderosa expansión, pues como suele ocurrir con todas las drogas, se empezó haciendo adictos a los niños a través de los caramelos, logrando así que mantengan exageradas demandas de azúcar durante el resto de sus vidas. Es curioso que a la mayoría de los niños inicialmente no les gusta un sabor tan dulce, pero una vez que se aficionan a él resulta imposible negárselo.

Para mí, el poder adictivo del azúcar ha sido una de las lecciones que más dolorosamente he aprendido en mi vida. Voy a narrar una historia que tal vez pueda alertar a otros padres. Con toda la ilusión de un padre joven, llevaba paquetes de caramelos a mi hija desde muy pequeña, sin saber el terrible daño que le estaban causando. Por mi culpa se despertó en ella una enorme adicción a los caramelos y los dulces que la condujo a un sobrepeso elevado, con mucha acumulación de grasa y celulitis de los 8 a los 13 años. Por aquellas fechas, yo llevaba 15 años estudiando todos los temas relacionados con la salud y la nutrición, siguiendo fielmente los principios nutricionales basados en la famosa pirámide (que ahora se está demostrando totalmente equivocada) y, por tanto, no podía explicarme por qué engordaba mi hija con la dieta tan baja en grasas y calorías totales que le hacía seguir. Debo aclarar que por aquel entonces yo pesaba más de 96 kilos, en su mayor parte de grasa, pese a que procuraba no comer nada que tuviera grasa.

Cuando mis investigaciones en el campo de la nutrición empezaron a salirse de las normas establecidas y me hicieron comprender que mis «regalos» de caramelos habían contribuido en gran parte a esa condición que tenía mi hija, mi remordimiento fue tan grande que me hice el propósito de investigar, hasta el final, por qué y cómo se produce la obesidad; desconfiando, además, de todos los principios establecidos, que no funcionaban en la práctica, para descubrir las verdaderas bases de la correcta nutrición.

Han transcurrido más de 20 años desde entonces y ahora me siento orgulloso de haber ayudado a transformar la vida de miles de personas, de haber podido convertir aquellos 96 kilos de grasa en 75 de músculo, como en mi primera juventud, pero de lo que me siento más orgulloso es de haber podido transmitir esos conocimientos a mi hija, logrando que hoy sea una preciosa mujer de 36 años, bien nutrida, delgada y orgullosa de su cuerpo.

El nombre científico del azúcar de caña o de remolacha

es sacarosa, que está formada por una molécula de glucosa y otra de fructosa, unidas por sus grupos reductores. Desde el punto de vista químico, los otros azúcares similares a la sacarosa también son compuestos muy abundantes en el reino vegetal. Las frutas maduras contienen fructosa y levulosa o azúcar de frutas, la leche tiene lactosa o azúcar de leche, en el grano germinado de la cebada hay maltosa o azúcar de malta y en la caña de azúcar y la remolacha está la sacarosa o azúcar de caña, que es la que conocemos comercialmente como azúcar.

Pero empezábamos este capítulo diciendo que al azúcar se le había dado el nombre de «el dulce asesino» y que este nombre no podía estar mejor aplicado. Veamos por qué.

Tenga en cuenta el lector que lo que va a leer a continuación, aunque está perfectamente demostrado y es causa de millones de enfermedades y muertes prematuras, es la primera vez que se publica y se denuncia. Si lo lee con atención y lo toma en consideración se evitará muchos padecimientos y alargará sustancialmente su vida.

¡El azúcar es una droga que crea adicción! Utilizando el término droga como normalmente se utiliza, para algo que es perjudicial para nuestro organismo, que produce un «subidón» seguido de un decaimiento con proceso depresivo y que cuando lo usamos continuamente nos produce una dependencia física, pues su carencia nos acarrea malestar, angustia, ansiedad y sensación de que nuestro cuerpo nos lo pide, o, dicho más claramente, un síndrome de abstinencia, ¡el azúcar debe ser considerado como una droga!

Hemos dicho que el azúcar es 100% carbohidratos, y carbohidratos de muy alto índice glucémico, pues se asimilan muy rápidamente provocando una fortísima subida de glucosa en sangre que, aunque puede proporcionar inicialmente una estimulante sensación de energía y bienestar, pronto se convertirá en somnolencia, decaimiento y pérdida de fuerza, ya que el exceso de glucosa en sangre es muy peligroso y perjudicial para nuestras células. Todo cuerpo sano reaccionará segregando insulina mediante el páncreas y haciendo que vuelva a bajar la proporción de glucosa en sangre, incluso por debajo del nivel inicial. Por este motivo, los experimentos sobre el uso del azúcar para dar energía a los deportistas resultaron un fracaso.

Cualquier persona que haya llegado a acostumbrarse a tomar grandes cantidades de azúcar conoce perfectamente su efecto adictivo y es por eso que cuando preparo una dieta a una de estas personas tengo que advertirle que al cortar la ingestión de azúcar se le va a presentar un síndrome de abstinencia, con sensaciones de angustia, malestar, decaimiento, ansiedad, etc., que le puede durar una o dos semanas, y que para superarlo satisfactoriamente necesitará tener preparado en todo momento lo que debe llevarse a la boca cuando le surja la necesidad de tomar azúcar. Aquí cumplen un papel fundamental los batidos concentrados de proteínas, que, como veremos, no solamente eliminan la sensación de angustia, sino que cumplen a la perfección la función de nutrir y regenerar las células que componen los tejidos nobles de nuestro organismo.

El poder adictivo de muchas sustancias tiene su base en un efecto químico que indudablemente tiene fuerza, pero para los que de verdad quieren superarlo, la voluntad humana es mucho más poderosa que cualquier circunstancia química. Lamentablemente para algunos, aunque no es que sea muy difícil tener fuerza de voluntad, la verdad es que resulta más fácil no tenerla.

Pero con ser desastroso el poder adictivo del azúcar, no es

éste su principal defecto. Lo que ha hecho al azúcar merecedor del calificativo de «el dulce asesino» es que **es un veneno**.

El azúcar es un veneno cuya ingestión provoca una subida de la glucosa en sangre tan rápida y peligrosa que bien puede ser considerada como un envenenamiento de la sangre con glucosa. Esto llegaría a ser mortal si nuestro páncreas no tuviera la extraordinaria capacidad de segregar un antídoto llamado insulina y que es capaz de eliminar ese exceso de azúcar en sangre con la necesaria rapidez, aunque, desgraciadamente, al sacarlo de la sangre la mayor parte se transforma en grasa almacenable. De hecho, ese envenenamiento de la sangre con glucosa puede llegar a ser fácilmente mortal para un diabético, al no poder neutralizar su cuerpo el envenenamiento con glucosa, dada su incapacidad de segregar insulina.

Es más, el monstruoso exceso de azúcar y otros carbohidratos en la alimentación norteamericana es el verdadero causante de la preocupante epidemia de diabetes que se viene desencadenando en Estados Unidos en las últimas décadas.

Cualquier diabetólogo le dirá que las altísimas concentraciones de glucosa en sangre que provoca la ingestión de azúcar son tóxicas para muchos de nuestros tejidos, incluyendo las células beta del páncreas, y causan graves complicaciones degenerativas en los ojos, los nervios, los riñones, el corazón, las arterias, las venas, los vasos sanguíneos y otros.

Recordemos lo que ya dijimos en el capítulo 3 sobre una de las mayores fuentes de azúcar: las bebidas azucaradas. Comentábamos que una lata de 33 mililitros contiene 39 gramos de azúcar. Que una sola lata, consumida diariamente, supone 1.200 gramos de azúcar al mes, unos ¡14 kilos al año!, ¡56.000 calorías vacías!, que pueden generar más de 6 kilos de grasa, eso bebiendo una sola lata diaria. Es triste el ridículo y la ignorancia que demuestran aquellas personas que cuando te oyen pedir una coca-cola light, que tiene 0 calorías, te miran como a un bicho raro y comentan: «¡No, no, para mí que sea coca-cola "normal"!». Como si fuera normal meterse 39 gramos de azúcar, 156 calorías vacías, para calmar la sed. Beber coca-cola y otras bebidas azucaradas es la forma más estúpida y perjudicial de calmar la sed, sólo superada por la de beber alcohol, que tiene 7 calorías vacías por gramo.

Quizá ganaría muchos lectores y seguidores si dijera que beber un poquito de vino es bueno, como dicen los fabricantes de vino, o que beber un poquito de cerveza es bueno, como ahora dicen los fabricantes de cerveza, pero no sería ético, **la vida y la salud no son cosas de juego ni de intereses comerciales. Ni el vino, ni la cerveza, ni el azúcar, ni el alcohol tienen ninguna cualidad nutricional digna de mención, pero sí tienen muchos efectos nocivos.**

Un reciente estudio realizado por el doctor Jingzhong Ding, de la Universidad Johns Hopkins, afirma que el consumo de alcohol, aunque sea bajo, podría estar asociado con una atrofia cerebral en adultos de mediana edad y sostiene que el consumo de alcohol, aunque sea en forma de vino, no reduce el riesgo de ataque cardíaco, contradiciendo conclusiones anteriores. Desde hace años se sabía que el consumo elevado de alcohol es uno de los factores de riesgo de atrofia cerebral y ataque cardíaco, pero este estudio parece confirmar que aun en pequeñas cantidades debe ser considerado como factor de riesgo.

Otro estudio realizado el año pasado por Nancy Day, catedrática del Instituto Psiquiátrico Occidental de Pittsburgh, sorprendió al descubrir efectos perjudiciales para el feto incluso entre embarazadas que consumían tan sólo una copa y media de alcohol a la semana. Los niños parecían tener una tasa de crecimiento normal, pero al compararlos con niños cuyas madres no bebieron en absoluto pesaban menos, eran más pequeños y tenían un perímetro craneal menor. «El alcohol es una droga muy dañina», afirma James R. West, jefe del departamento de Anatomía y Neurobiología de la Facultad de Medicina de Texas, «que afecta a un gran número de neurotransmisores, y todas las células pueden absorberlo. Beber durante el primer trimestre del embarazo puede producir malformaciones faciales, mientras que en el segundo puede interrumpir la formación de nervios en el cerebro».

Conozco muchas personas, entre las que se cuentan algunos médicos muy famosos (y buenos amigos míos), que cuidan bastante bien su nutrición y mejorarían sustancialmente su salud si no la destruyeran sistemáticamente tomándose una o dos copas de licor después de cada comida. El alcohol siempre es gravemente dañino para la salud, pero lo es aún más después de haber satisfecho nuestras necesidades nutricionales, aunque parezca que nos afecta menos después de comer.

Y para rizar el rizo en el tema de las bebidas alcohólicas, ha surgido en Inglaterra un médico que pretende curar a los enfermos del corazón administrándoles dos copas de vino diarias, claro que de vinos caros como Pinot Noir, Cabernet Sauvignon y Shiraz. ¡Sin comentarios!

Para mí es evidente que llegará el día en que las autoridades gubernamentales harán, con las bebidas azucaradas y con el alcohol, lo mismo que se hizo en su día con el tabaco: obligarles a que figure en sus envases una inscripción que advierta: **tomar bebidas azucaradas perjudica seriamente la salud.**

Pero con ser muy perjudicial el envenenamiento de la sangre que produce el azúcar, no es nada comparado con el terrible daño que su consumo continuo ocasiona a nuestro organismo a medio y largo plazo.

Aunque muchos de los efectos dañinos pueden ser producidos también por un exceso de otros carbohidratos, o de alcohol, en nuestra dieta, el azúcar es, en la mayoría de los casos, el primer culpable.

Es curioso que ya en 1974 los doctores E. Cheraskin y W. M. Ringsdorf, de la Universidad de Alabama, realizaron una investigación sobre el azúcar y llegaron a la conclusión de que «la ingestión de más del 17% del total de nuestras calorías, provenientes del azúcar refinado, genera cuatro graves problemas de nutrición: 1) el azúcar es un alimento vacío que no aporta ninguno de los minerales, proteínas, grasas o vitaminas esenciales para el buen funcionamiento de nuestro organismo. 2) El consumo de azúcar induce a la persona a reducir la ingestión de verdaderos nutrientes, como son: carne, pescado, pollo, verduras, frutas, leche, queso y legumbres. 3) La utilización del azúcar por el cuerpo requiere vitaminas y minerales que son robados de otros alimentos o de los tejidos y reservas del organismo. 4) Comer cantidades importantes de azúcar y alimentos o bebidas azucaradas es una causa frecuente de diabetes y de hipoglucemia. También tiene un papel importante en la etiología y el avance de otras enfermedades, tales como: gota, nefritis, infecciones de las vías urinarias, úlceras, caries, obesidad, diversos tipos de cáncer, cardiopatías, diverticulosis, indigestión, desórdenes hormonales, infecciones, osteoporosis, alcoholismo y desequilibrios mentales».

Y todas estas consecuencias se producen consumiendo más del 17% del total de nuestras calorías. El consumo medio actual en Estados Unidos representa más del 33% del total de las calorías consumidas.

Quizá fue el temor de las azucareras a que se les estropease el negocio el que logró que este magnífico estudio haya pasado 30 años olvidado. Pero ese temor es injustificado, pues con el poder que tienen estas compañías existen muchas formas de eliminar el azúcar y seguir fabricando productos ricos, más sanos y nutritivos. Y aunque eso suponga una reestructuración y una fuerte inversión, creo que el esfuerzo merece la pena.

Por tanto, podemos afirmar una vez más, sin el más mínimo temor a equivocarnos, que el excesivo consumo de azúcar, generalizado en la alimentación, unido al altísimo consumo de otros carbohidratos y a la reducción en el consumo de grasas y proteínas provoca la aparición de todas las enfermedades degenerativas, como: la diabetes, la arteriosclerosis, las cardiopatías, la osteoporosis, la hipertensión, las caries, la alergia, las enfermedades degenerativas del cerebro, el cáncer, etc.

5

DIETA ISOPROTEICA. EL SECRETO PARA ADELGAZAR SIN MATARSE

Para la salud, lo importante no es adelgazar sino estar bien nutrido. ¡Nútrete bien y, además, adelgazarás!

En los capítulos anteriores hemos analizado los procesos que nos conducen a la acumulación de grasa, nos hacen más propensos a todas las enfermedades degenerativas y pueden arrastrarnos hasta, quizá, la más grave y esclavizante de todas ellas, la megarexia.

Esta terrible enfermedad se está convirtiendo en el problema de salud más preocupante de todos los que enfrenta la humanidad, debido a la rápida e imparable velocidad de crecimiento del número de afectados.

A pesar de todos los consejos, acertados o no, de las autoridades, de los miles de productos que se venden para combatirla, de los cientos de libros de dietas que se editan, de los miles de artículos en prensa, radio y televisión, la triste realidad, para los millones de personas afectadas, es que la obesidad y, sobre todo, la megarexia se están convirtiendo en situaciones prácticamente irreversibles. El porcentaje de aquellos que logran librarse de sus garras es insignificante comparado con el enorme número de nuevos afectados.

Lo más preocupante es que este número aumenta entre los niños y los jóvenes, e incluso entre los recién nacidos. Es alarmante la proporción de bebés que nacen ya obesos y empieza a estudiarse la posibilidad de que se esté produciendo una mutación genética que predisponga, de por vida, a la obesidad.

Y ahora, cumpliendo con lo prometido en el prólogo, voy a explicar de la forma más detallada y clara posible por qué fracasan todas las dietas.

Si analiza cualquiera de las dietas que se han divulgado en los últimos 50 años, verá que son «dietas restrictivas» pensadas con la única intención de que la persona adelgace y no con la de que esté mejor nutrida o más sana. Digamos que son dietas que forzosamente tienen que fracasar porque no han sido elaboradas ni pensadas para fortalecer y nutrir adecuadamente a la persona, que debería ser la finalidad fundamental de cualquier dieta, aun cuando sea para adelgazar.

Es comprensible que un obeso esté obsesionado con adelgazar y que sea ésta su única meta, pero un verdadero nutricionista debe saber que la primera finalidad de cualquier dieta debería ser nutrir y fortalecer a la persona para garantizar su salud y longevidad. Y si la dieta es buena, el adelgazar vendrá como una consecuencia lógica de esa buena nutrición.

Para poder adelgazar es preciso lograr dos objetivos fundamentales:

1) Que la persona esté bien nutrida, pues un obeso que está fuerte y adecuadamente nutrido vivirá muchos años y estará protegido contra las enfermedades, pese al sobrepeso. Por el contrario, si lo desnutrimos y debilitamos, aunque pudiéramos hacerle adelgazar, sería peor el remedio que la enfermedad. Quedaría muy predispuesto a

padecer todas las enfermedades degenerativas y con toda seguridad se le acortaría la expectativa de vida.

2) Esa buena nutrición que le recomendamos deberá hacerle perder grasa, pues aunque le mantenga bien nutrido, nunca le estará proporcionando en cada toma de alimentos más calorías de las que va a quemar antes de la próxima toma.

En este capítulo estudiaré a fondo el arma defensiva más efectiva y segura contra la obesidad y la megarexia, y también la más fácil de utilizar: **una dieta muy nutritiva y adaptada a las necesidades de cada persona, la dieta isoproteica.**

Analicemos el nombre: está formado por *iso*, que significa 'igual', refiriéndose a igual cantidad de, y *proteica*, que significa 'compuesto de proteínas'. Por tanto, dieta isoproteica significa 'dieta con igual cantidad de proteínas en cada toma de alimentos'. También aclararemos que proteína viene del griego *proteus,* que significa 'lo más importante o lo que ocupa el primer lugar'. La proteína es el componente esencial, junto con la grasa, de todas las células que forman el cuerpo humano, desde los músculos, los órganos internos, los huesos (calcio y proteínas), el sistema cardiovascular, el cerebro, hasta el pelo, la piel, las uñas, etc. Todo, excepto los depósitos grasos de reserva.

Si quisiéramos ser totalmente correctos con la denominación de nuestra dieta, su nombre completo debería ser el de dieta isolipoproteica, puesto que los requerimientos nutricionales esenciales de nuestro cuerpo no están compuestos solamente de proteínas (en cuanto a macronutrientes), sino que también las grasas son esenciales. Pero como ese nombre hubiera sido excesivamente complicado decidimos simplificarlo.

Por otro lado, la ingesta de grasa no suele ser deficitaria (como sucede con la proteína) excepto para una parte importante de la población norteamericana que, influida por la prolongada campaña contra la grasa, ha ido reduciendo conscientemente o eliminando su consumo, lo que ha dado lugar a muy graves problemas de salud.

La dieta isoproteica es el más moderno sistema de nutrición científica experimentado hasta la fecha y ha sido creada con la única finalidad de proporcionar al organismo todos los nutrientes necesarios para conducirle al estado de salud total o salud óptima. No persigue sólo curar nutricionalmente al enfermo o alejar la posibilidad de la enfermedad, su meta es lograr la más perfecta regeneración celular de todo el organismo para asegurar la salud y que el proceso natural de envejecimiento se ralentice.

Estoy convencido de que llegará un día en que el hombre aprenderá a nutrir perfectamente sus células, logrando que se regeneren a la misma velocidad que se degeneran. Tal vez necesitemos esperar años o siglos pero, cuando se logre, el hombre habrá logrado ser prácticamente «inmortal» y entonces comprobaremos, como sucede con todos los descubrimientos de la ciencia, que la solución era mucho más fácil de lo que parecía.

Creo que la humanidad merece que se investigue lo necesario para lograr un sistema nutricional que la aleje definitivamente de la enfermedad y que los habitantes de nuestro planeta necesitan dejar de estar a la defensiva frente al embate de las enfermedades para pasar a la ofensiva mediante el uso de una medicina preventiva, cuya principal arma será la nutrición perfecta que proporcione al organismo el rendimiento físico y mental óptimo, robusteciendo sus órganos internos y tejidos nobles, al igual que su sistema inmunológico.

Es verdaderamente increíble que con el nivel tecnológico de que disfrutamos y los amplios conocimientos de nutrición animal que poseemos, se desconozca oficialmente el origen de tantas enfermedades que, según mi criterio y esto ya lo planteé en 1992, son provocadas por la malnutrición generalizada que padecemos, como por ejemplo la diabetes, la hipoglucemia, la alergia, la anorexia y la megarexia, la artrosis, las enfermedades cardiovasculares y reumáticas, el cáncer, la osteoporosis, el estreñimiento, la diverticulosis, la hipertensión, la presbicia, la demencia senil, el Alzheimer, etc., todas ellas consideradas enfermedades degenerativas, a las que nunca se les ha atribuido su verdadera causa, **la mala nutrición**. La medicina conoce todas estas enfermedades y sabe cómo tratarlas, y en alguna de ellas, incluso, corregir sus síntomas, **pero desconoce la causa que las origina.**

Lo cierto es que la preocupante extensión de todas ellas es paralela al empeoramiento de la nutrición, originado por la invasión y proliferación de alimentos basura.

La dieta isoproteica es un sistema nutricional basado en las dietas que utilizan los deportistas de competición, pero adaptado a las necesidades calóricas de las personas de vida sedentaria. Su elaboración ha sido posible gracias a la experiencia acumulada durante más de 30 años. Período en el que he participado directamente en la fabricación de alimentos complementarios para deportistas.

Estos alimentos se empezaron a fabricar hace unos 40 años para satisfacer las necesidades de los culturistas, que persiguen el perfeccionamiento físico mediante la obtención de la mayor cantidad de masa y tono muscular posible con una reducción simultánea de la grasa corporal. Al convertirse el culturismo en un deporte de masas, con la incorporación de muchos millones de practicantes en todo el mundo, la elaboración de productos creados para ayudarles a conseguir sus objetivos se ha convertido en el mayor experimento científico sobre nutrición y suplementación humana realizado en la historia de la humanidad.

El culturismo apenas tiene 60 años de vida y en los últimos 50 esta experimentación y evolución nutricional ha sido dirigida por los más famosos expertos en nutrición deportiva de todo el mundo: desde la Clínica de Nutrición Deportiva Weider, en Montreal, Canadá, al servicio de la IFBB (International Federation of Body Building), con Federaciones nacionales en más de 170 países, hasta la Escuela de Medicina Deportiva de Estados Unidos, pasando por cientos de Centros de Alto Rendimiento Deportivo en todo el mundo.

Aunque en los espectaculares resultados obtenidos por los culturistas tienen muchísima importancia los avanzados sistemas de entrenamiento, de los que hablaremos en el capítulo 12, la base fundamental de su desarrollo muscular y de la eliminación total de la grasa corporal está en la nutrición y la suplementación. Pese a todas las críticas generadas por lo excesivo del desarrollo muscular alcanzado y por la posible utilización de sustancias dopantes, lo cierto es que el culturismo y los nuevos conceptos sobre nutrición que ha originado han mejorado sustancialmente la salud y longevidad de millones de practicantes. Hay miles de culturistas y ex culturistas con más de 60 años y una forma física increíble. Y se espera que sean ellos los primeros que empiecen a batir récords de longevidad en los próximos decenios. Eso teniendo en cuenta la enorme cantidad de errores que durante el proceso de experimentación y aprendizaje se han cometido.

Repitamos que el primer punto definitorio de la dieta isoproteica consiste en incluir la misma cantidad de proteínas

y algo de grasas en cada toma de alimentos. Así mantenemos aminoácidos circulantes en sangre y favorecemos su asimilación.

Ya sabemos que el período de circulación en sangre de los aminoácidos que nos proporcionan las proteínas es sólo de unas cuatro horas. Por tanto, **el segundo punto definitorio de nuestra dieta será tomar la dosis requerida de proteínas cada 3 horas aproximadamente. O sea, hacer cinco o seis pequeñas comidas proteicas diarias.** En los casos extremos, de mucha obesidad acumulada durante años, pueden ser imprescindibles hasta siete pequeñas comidas al día.

Es muy frecuente que las personas obesas estén haciendo justo lo contrario. En su afán por adelgazar, sólo toman una o dos comidas al día y casi siempre escasas en proteínas. ¡Y se extrañan de que no adelgacen!

Y, sin embargo, qué sencillo y lógico es repartir los alimentos en pequeñas tomas, con lo que además de estar mejor alimentados evitan la sensación de hambre, pues no les da tiempo a sentirla cuando ya tienen que volver a comer. Y mantienen además la actividad gástrica durante casi todo el día, con lo que aumentan ligeramente el gasto calórico que supone la digestión, evitando la enorme dilatación estomacal que se produce al concentrar los alimentos en una o dos tomas diarias.

Observará el lector que la filosofía de nuestra dieta es todo lo contrario de lo que se recomienda habitualmente a las personas que quieren adelgazar. En lugar de ir contra su naturaleza y apetito obligándoles a que coman menos, pasen hambre, sufran y se desesperen, nos adelantamos y evitamos que esto suceda, haciendo que coman más veces, en pequeñas cantidades y desde el mismo desayuno. De esta forma su cuerpo estará bien nutrido y su estómago dejará de sufrir las tremendas dilataciones que supone hacer una o dos comilonas al día, reduciéndose de tamaño poco a poco hasta llegar a recuperar su tamaño natural. Dicho de otra manera, el fin es mantener el cuerpo bien nutrido todo el día y provocar una reducción de estómago sin cirugía.

Es muy curioso hacer observar aquí que a un recién nacido su estómago le pide seis o siete comiditas al día, una cada 3 horas aproximadamente, lo que es ideal para nutrir perfectamente su organismo. La leche materna contiene proteína humana y una buena proporción de grasa, por lo que su aprovechamiento es ideal.

Después, a base de llantos y sufrimientos, le hacemos que aprenda a aguantarse el hambre y que vaya reduciendo el número de comidas al día hasta limitarlo a dos o tres, con lo que iniciamos el proceso de dilatación estomacal y malnutrición que, en muchos casos, le acompañará el resto de su vida.

¡Qué absurdo es hacer sólo dos o tres comidas fuertes al día y dejar malnutrido nuestro cuerpo durante muchas horas! ¡Qué absurdo es hacer un desayuno típico con café, tostadas con mantequilla y zumo de naranja, que apenas tiene valor nutritivo, precisamente en el momento en que más lo necesita nuestro cuerpo, pues llevamos horas sin comer! ¡Qué absurdo es hacer unas comidas cargadas de proteínas y otras de carbohidratos o grasas, provocando de esta manera enormes altibajos en la nutrición y regeneración de nuestras células! ¡Qué absurda es nuestra forma actual de alimentarnos! ¿Cómo es posible que nos extrañemos de que abunden las enfermedades degenerativas si nosotros mismos las provocamos?

Resumiendo, **la base definitoria de la dieta isoproteica es realizar cinco o seis pequeñas comidas diarias con el necesario contenido proteico en cada una de ellas.** No olvidemos que todo nuestro organismo es proteína, desde los músculos y los órganos internos, hasta la piel y el pelo, pasando por las enzimas, las neuronas, etc., ¡todo menos los acúmulos de grasa!

En seguida veremos cómo se distribuyen los horarios y qué cantidades de proteínas y grasas necesitamos según nuestras características personales. Pero no debemos dejar de mencionar aquí otros tres aspectos igualmente esenciales:

1) **Vitaminas y minerales.** No son nutrientes, o dicho de una forma más sencilla, si estamos desnutridos, por muchas vitaminas o minerales que tomemos, seguiremos estándolo.

   Pero como se trata de elementos indispensables para asegurar las funciones metabólicas y la salud personal, debemos asegurarnos su ingestión tomando alguno de los muchos complejos multivitamínicos y minerales que hay en el mercado, en las dosis recomendadas que comentaremos más adelante. Si incluso a los animales que se crían en las granjas se les suministran vitaminas, minerales y aminoácidos para que se críen sanos y sin enfermedades, ¿por qué van a ser menos las personas?, ¿por qué se les va a privar de esas ayudas que les harán vivir más sanos y felices?
2) **Fibra.** Es un componente muy importante en nuestra nutrición aunque no se pueda considerar un nutriente, pues ni se digiere, ni se asimila, ni alimenta. Precisamente por ser indigerible, sirve para dar volumen al bolo alimenticio y es imprescindible para las personas que tienen estreñimiento, colon irritable o padecen de mal funcionamiento digestivo. También existen en el mercado numerosos productos con fibra indigerible que son muy fáciles de dosificar y tomar.

3) **Agua.** Es el principal componente de nuestro organismo, aproximadamente el 70% de nuestro peso corresponde al agua. Cumple o interviene en muchas funciones esenciales, por lo que es fundamental asegurarnos de ingerir la cantidad necesaria. Es muy bueno acostumbrarse a beber un buen vaso de agua antes de cada comida y al levantarse por la mañana, así como durante y después de las comidas, si éstas han estado compuestas de sólidos principalmente. También debemos tener presente que en épocas calurosas deberemos aumentar la cantidad ingerida.

PLAN PREVIO PARA ESTABLECER UNA DIETA

Si usted es uno de los afortunados que han mantenido una buena alimentación y un metabolismo elevado, que sólo necesita perder un poco de grasa o simplemente estar lo mejor nutrido posible, seguramente le bastará con echar un vistazo al final de este capítulo para reducir al máximo o eliminar en lo posible los alimentos prohibidos, las calorías vacías que no alimentan pero engordan y aumentar o repartir mejor los alimentos recomendados, que nutren sin engordar si se toman en las cantidades adecuadas.

Pero si usted ya tiene bastante sobrepeso o está afectado por la obesidad necesita tomar muchas más precauciones. Llegados a este punto, me gustaría tener una varita mágica para darle una dieta sencilla y fácil de llevar, pero por desgracia no creo en milagros. Establecer un plan dietético personalizado nunca es sencillo, sobre todo si se desea dar marcha atrás a un proceso de acumulación de grasa arrastrado durante años y luchar contra unas costumbres alimenticias muy arraigadas. Indudablemente, lo más cómodo y seguro es ponerse en manos de un experto, pero como esto no siempre es posible, si usted ha decidido establecer su propio plan este capítulo le enseñará cómo.

Al igual que cualquier aprendizaje de algo complejo necesitará dedicarle tiempo y mucha concentración a la lectura y relectura de este capítulo, pues no se trata sólo de un tema divulgativo sino de proporcionarle los conocimientos básicos necesarios. El esfuerzo merece la pena, un conocimiento profundo le permitirá alcanzar metas que en este momento ni siquiera puede imaginar.

HORARIOS

Una vez que estamos decididos a comenzar la dieta isoproteica, el primer paso importante es establecer los horarios de las cinco o seis tomas de alimentos. Sin olvidar que en los casos de megarexia, o aquellos en que el metabolismo de la persona es muy bajo, será necesario hacer hasta siete tomas diarias para asegurarnos de mejorar el tono muscular y reducir al mismo tiempo el tamaño del estómago.

Aunque al principio pueda parecer muy difícil adaptarse a estos horarios, como para la mayoría de las tomas basta con un batido de proteínas que se prepara en un minuto y que se puede llevar cómodamente a cualquier sitio, una vez que uno se adapta resulta muy sencillo.

También debemos tener en cuenta que si la persona que desea adelgazar está acostumbrada a una o dos comidas muy abundantes, las tomas anteriores a ésta o estas comidas deberán estar más próximas, de forma que al llegar a sentarse a la mesa se encuentre sin apetito, y así le resulte más fácil hacer una pequeña comida en lugar de una comilona.

Veamos unos ejemplos. Si queremos hacer cinco comidas al día y nos levantamos a las 7.30, los horarios de ingestión de alimentos serían los siguientes: 1.ª comida a las 8.00, 2.ª a las 12.00, 3.ª a las 16.00, 4.ª a las 20.00 y 5.ª a las 24. Como es lógico, se trata de horarios aproximados.

Mejor aún es la división en seis pequeñas comidas al día, que se repartirían así: 1.ª comida a las 8.00, 2.ª a las 11.00, 3.ª a las 14.00, 4.ª a las 17.00, 5.ª a las 20.00, y 6.ª a las 23.00.

Es importante repetir que cuando la persona está acostumbrada a hacer una o dos comidas abundantes al día nos conviene llegar al horario de éstas sin hambre para que nos sintamos satisfechos con la comidita adecuada. Para ello necesitamos que desde la comida anterior sólo hayan transcurrido dos horas o dos horas y media.

Por otro lado, el desayuno, que es la comida más importante del día, debe ser un poco más fuerte, mientras que la cena, que va a ser seguida de un menor consumo posterior, deberá ser más ligera.

Siguiendo con el ejemplo anterior, para cinco comidas al día los horarios serían: 1.ª comida (la más fuerte) a las 8.00, 2.ª a la 13.00, 3.ª a las 15.30, 4.ª a las 20.30 y 5.ª a las 23.30 (la más ligera). (Suponiendo que nuestra costumbre de comidas fuertes correspondiera a las 15.30 y a las 23.30.)

Y la división ideal, para los casos de megarexia u otros difíciles, serían siete comidas repartidas de la siguiente forma: 1.ª comida (la más fuerte) a las 8.00, 2.ª a las 10.30, 3.ª a la 13.00, 4.ª a las 16.00, 5.ª a las 18.30, 6.ª a las 21.00 y 7.ª (la más ligera) a las 23.30.

Cuando hablamos de una comida más fuerte o más ligera nos referimos a aumentar o disminuir un poco la cantidad total de grasas o carbohidratos, puesto que la de proteínas en cada comida debe mantenerse uniforme. De ahí el nombre de dieta isoproteica (igual cantidad de proteínas).

Le recomiendo que haga una pausa aquí y repase los párrafos anteriores concretando los horarios más convenientes para usted y los anote en una libreta o agenda.

¿CUÁNTAS PROTEÍNAS?

Ahora veremos cuántas proteínas son necesarias en cada toma de alimentos. Debemos dejar bien claro que nuestra dieta no es una dieta hiperproteica. No se trata de tomar muchas proteínas, como mucha gente cree. Sería absurdo y contraproducente tomar más proteínas de las que nuestro cuerpo puede asimilar en una sola toma.

Muchas veces se considera dañina la carne porque la gente está acostumbrada a comerse una enorme porción de 300 gramos, aunque su cuerpo no pueda asimilar ni la mitad de ellos en una sola toma. Si nuestro cuerpo sólo puede asimilar 100 gramos de carne, pescado o pollo y nos comemos 300, los 200 sobrantes no nos sirven de nada, nos pueden resultar muy perjudiciales si se toman frecuentemente y también se convertirán en grasa acumulable. Unos 100 gramos de carne, que contienen aproximadamente 20 de proteínas, es lo máximo que puede asimilar una persona media de unos 60 a 70 kilos de peso corporal, con un buen tono muscular, en una sola toma.

El exceso de proteínas, la costumbre de tomar grandes cantidades de carne mucho mayores de lo que podemos asimilar, no solamente es contraproducente porque nos engorda, sino que, además, a la larga puede provocarnos problemas renales y reumatológicos entre otros. Por eso es por lo que muchas veces se considera perjudicial la carne, cuando química y nutricionalmente es uno de los alimentos más sanos y nutritivos que existen siempre que se tome en las cantidades adecuadas.

La cantidad de proteínas ideal para cada persona depende fundamentalmente de su volumen muscular. No se puede aconsejar tantos gramos de proteína por kilo de peso corporal sin saber si ese peso corporal corresponde principalmente a músculo o a grasa. El músculo necesita proteínas y la grasa no, ni necesita que la alimentemos. No debe tomar la misma cantidad de proteínas, por kilo de peso corporal, un culturista de 100 kilos de puro músculo que un señor obeso de 100 kilos que es todo grasa y apenas tiene músculo.

En la práctica, como resulta muy difícil calcular exactamente la proporción de grasa y músculo de un cuerpo, podemos hacerlo más fácil considerando tres grupos o categorías de personas, siguiendo unas pautas similares a la tipología de Ernst Kretschmer (no ofreceré ninguna clase de menú estándar, ya que cada persona, como aquí voy a demostrar, es un mundo):

- Categoría A: **personas que tienen mucha grasa y poco músculo.**
  Son por lo general personas que están sufriendo las consecuencias de muchos años de alimentación inadecuada o niños que están padeciendo las consecuencias de la mala alimentación de sus madres durante el embarazo. Suelen ser personas que desarrollan poca actividad física, lo que dificulta aún más su recuperación. Son los casos más difíciles y frecuentemente requieren asesoramiento y control profesional. Si no se les trata

adecuadamente, son candidatos con muchas posibilidades de llegar a padecer megarexia. En esta categoría incluimos también a todos los que ya la padecen.

- Categoría B: **personas que tienen mucha grasa y mucho músculo o personas que tienen poca grasa y poco músculo.**
  Esta categoría engloba tanto a la persona que come mucho pero tiene mucha actividad física, por lo que está gruesa y fuerte, como a la persona que come poco y poco nutritivo y, además, tiene poca actividad física, por lo que aunque está delgada tiene poco tono muscular y mucha flacidez.

  Aunque estos dos grupos que pertenecen a la categoría B sean muy distintos entre sí, necesitan la misma cantidad de proteína por kilo de peso corporal, pues su proporción de grasa y músculo es muy parecida. Lógicamente, el primer grupo, que tiene más peso corporal, necesitará mayor cantidad total de proteína que el segundo, que tiene menor peso.

- Categoría C: **personas que tienen mucho músculo y poca grasa.**
  Esta categoría engloba a los deportistas muy musculados pero con poca grasa, a los niños delgados y fuertes que están todo el día corriendo y saltando, aunque no estén muy musculados porque su exceso de actividad no se lo permite, y, por último, a las personas delgadas pero muy fibrosas y musculadas de tipo más bien nervioso.

Ninguno de los componentes de esta categoría necesita perder grasa, pero sí alimentarse adecuadamente para estar lo más fuertes posible y no perder ese metabolismo alto que les permite darse más lujos en la mesa sin temor a engordar.

En esta categoría incluimos a muchas personas y deportistas que han logrado tener un porcentaje muy bajo de grasa reduciendo exageradamente la ingestión de ese nutriente esencial, lo que les puede originar graves problemas de salud.

Las personas que se consideren englobadas en la categoría A deberán tomar un mínimo de 1 a 1,5 gramos de proteína y de 0,50 a 0,75 gramos de grasa por kilo de peso corporal al día. Cantidades que irán incrementando a medida que vayan perdiendo grasa y ganando músculo, con lo que irán pasando primero a la categoría B y luego a la C.

Las personas que crean estar en la categoría B deberán tomar un mínimo de 1,5 a 2 gramos de proteína y de 0,75 a 1 gramo de grasa por kilo de peso corporal al día, hasta que su pérdida de grasa y aumento de músculo les permita incluirse en la categoría C.

Finalmente, las personas que se consideren incluidas en la categoría C deberán tomar un mínimo de 2 a 2,5 gramos de proteína y de 1 a 1,25 gramos de grasa por kilo de peso corporal al día para mantener o mejorar su tono muscular sin acumular grasa.

Los culturistas de competición o deportistas muy activos que deseen mantener mucho músculo sin nada de grasa pueden llegar a necesitar de 3 a 4 gramos de proteína y de 1,5 a 2 gramos de grasa por kilo al día.

GRASAS Y CARBOHIDRATOS

Ya sabemos la cantidad ideal de proteínas y grasas que necesita una persona para estar bien nutrida y sabemos por qué necesitamos las proteínas, pero ¿por qué necesitamos las grasas?

Comentábamos anteriormente que las grasas no debían considerarse un nutriente esencial, puesto que por sí solas, sin la ingestión de proteínas, no pueden nutrir a la célula para que se regenere perfectamente y por eso debíamos considerarlas más bien como un combustible con capacidad de actuar como catalizador.

Pero las grasas no solamente son un magnífico combustible que se incorpora a la sangre mucho más lentamente que los carbohidratos, y por tanto sin que suba excesivamente la glucosa en sangre y sin provocar secreción de insulina, sino que son imprescindibles para la regeneración celular, la asimilación y utilización de todas las vitaminas liposolubles (A, D, E y K) y la formación del colesterol, tanto del malo (LDL) como del bueno (HDL).

El colesterol es también un componente esencial de la buena salud, a pesar de que muchas personas que han oído hablar de lo peligroso que es tener exceso de colesterol en sangre crean que cuanto menos tengan mejor será su salud. En realidad, sólo el 7% u 8% del colesterol que contiene nuestro cuerpo se encuentra en la sangre, mientras que más del 90% se encuentra en el interior de cada una de las millones de células que lo componen, y en ellas tiene un papel imprescindible, con infinidad de funciones: proporciona consistencia y flexibilidad a sus membranas; regula el flujo hacia su interior de nutrientes necesarios para su regeneración y la salida de los desechos; es necesario para la fabricación de importantísimas hormonas, entre ellas las sexuales (testosterona y estrógeno); es el componente principal de los ácidos biliares que ayudan a digerir los alimentos; es imprescindible para el desarrollo y buen funcionamiento del cerebro y del sistema nervioso, así como del tejido muscular; es esencial para dar elasticidad a la piel y hacerla impermeable, interviniendo también en los procesos de cicatrización de los tejidos, etc.

En resumen, la grasa no es, como mucha gente piensa, el «malo de la película» sino que, por el contrario, podría ser el protagonista si este papel no estuviera ya ocupado por la proteína.

Precisamente, uno de los errores más graves de la conocida dieta del doctor Atkins, según mi criterio, fue el de convertir en protagonistas a las grasas en detrimento de las proteínas, lo que le llevó a recomendar cantidades excesivas de grasas, incluso saturadas, en su dieta.

Los que sí son los malos de la película son los carbohidratos, que al no aportar ningún beneficio a la regeneración celular, sólo pueden ser considerados como combustible. Pero un combustible con muchas contraindicaciones, pues provocan una subida de glucosa en sangre que, repito, en muchos aspectos puede ser considerada como un envenenamiento de la sangre con glucosa, que podría llegar a ser mortal si nuestro cuerpo no segregara insulina, como puede suceder en el caso de los diabéticos. Lamentablemente, hemos oído tantos miles de veces decir que son muy buenos y que nos aportan energía que resulta difícil aceptar que no los necesitemos. Si mi experiencia puede ser de alguna utilidad, llevo 25 años tratando de evitarlos al máximo y estoy a disposición de quien desee revisar mi estado de salud. Además, todas nuestras células están hechas de proteínas y grasas, no de carbohidratos.

En definitiva, el consumo de carbohidratos debe ser reducido al mínimo. (Es prácticamente imposible reducirlo a cero, pues los carbohidratos han sido la materia prima favorita de todos los fabricantes de alimentos por ser el ingrediente más barato.) Su consumo sólo es aconsejable para deportistas o personas con muchísima actividad y, aun en esos casos, tomados en muy pequeñas cantidades junto con proteínas y grasas para reducir su índice glucémico y que puedan ser asimilados sin llegar a provocar excesiva secreción de insulina.

Frecuentemente oímos comentar a deportistas acostumbrados a considerar los carbohidratos como la única fuente de energía que si no los tomaran no tendrían fuerza o resistencia. Esto es falso. Un gramo de carbohidratos produce 4 calorías, lo mismo que un gramo de proteínas y bastante menos que un gramo de grasas, que produce 9. Además, la fuerza y la resistencia provienen fundamentalmente del volumen y tono muscular y de los depósitos de glucógeno (muscular y hepático), que pueden haber tenido su origen tanto en los carbohidratos como en las proteínas o en las grasas, incluso en la combustión de grasas previamente acumuladas.

Sí es cierto que para el que está muy acostumbrado a tomar grandes cantidades de carbohidratos, dejarlos puede requerir un período de una o dos semanas hasta que su organismo se adapte a utilizar las otras fuentes de energía, pero una vez aclimatado resulta mucho mejor fuente de energía la grasa, que tiene 9 calorías por gramo. Además, por su suave asimilación, no provoca secreción de insulina. De hecho, ya hay muchos deportistas que prefieren las grasas a los carbohidratos como fuente de energía.

EJEMPLO DE LAS NECESIDADES DE PROTEÍNAS

Una vez que hemos estudiado nuestras características corporales y hemos determinado en qué categoría debemos incluirnos, podemos saber exactamente la cantidad mínima de proteínas que nuestro cuerpo necesita. Por ejemplo: si peso 70 kilos y mi cuerpo puede corresponder a la categoría C, necesitaré tomar entre 140 y 175 gramos de proteínas diarios. Lo que quiere decir que si hago 6 comidas al día, mi nutrición ideal requerirá un mínimo de entre 24 y 30 gramos de proteínas en cada toma de alimentos. Si estoy utilizando un concentrado de proteínas en polvo que contenga un 90% o 95% de proteínas de alto valor biológico, será más o menos una cucharada sopera casi colmada en cada toma, y si utilizara carne, pescado o pollo, que contienen aproximadamente un 20% de proteínas, serían entre 120 y 150 gramos en cada comidita.

Otro ejemplo: si peso 60 kilos y puedo incluirme en la categoría A, necesitaré entre 60 y 90 gramos al día; si hago seis comidas, de 10 a 15 gramos en cada una. Esto equivaldría a una cucharada de postre semicolmada de proteína en polvo o entre 50 y 75 gramos de carne, pollo o pescado. (Como medida de orientación aproximada, se dice que 100 gramos de carne, pollo o pescado abulta lo que una baraja de naipes.)

¿CUÁNTA GRASA Y DE QUÉ TIPO?

Hemos comentado anteriormente que las grasas son imprescindibles para el buen funcionamiento de nuestro organismo y que constituyen un componente esencial de casi todos sus procesos metabólicos, pero también sabemos que hay tres tipos de grasas: poliinsaturadas, monoinsaturadas y saturadas. Para no complicar demasiado el asunto diremos tan sólo que las más necesarias son las monoinsaturadas y las poliinsaturadas, que generalmente se presentan en estado líquido, y las más perjudiciales son las saturadas, que generalmente se presentan en estado sólido.

Aunque en los sistemas nutricionales que se han venido promulgando durante los últimos 40 o 50 años se recomendaba hasta un 30% del total de las calorías ingeridas en forma de grasa, esto representa en gramos sólo el 16% del total de macronutrientes. Si tenemos en cuenta la importancia fundamental de las grasas en la regeneración celular y en el buen funcionamiento de nuestros órganos (el cerebro tiene casi tanta grasa como proteína) y su buena disponibilidad como combustible, considero conveniente casi duplicar esas recomendaciones.

Como repartir el total diario de calorías resulta demasiado complicado para muchas personas, creo más aconsejable recomendar el reparto del peso de los macronutrientes. **Según mi criterio, el reparto del peso de los macronutrientes ingeridos diariamente para las personas que necesitan adelgazar y tienen una actividad física media debería ser de 60% a 65% de proteínas, 30% de grasas y 5% a 10% de carbohidratos, llegando en casos extremos a reducir aún más estos últimos.** Quizá, el muy alarmante aumento de todas las enfermedades degenerativas, incluyendo los casos de Alzheimer y su aparición a edades más tempranas, tenga su origen no sólo en la falta de proteínas, sino en la excesiva reducción del consumo de grasas a que han arrastrado a muchas personas las obsesivas y equivocadas recomendaciones en ese sentido.

Casi todos los alimentos proteicos que provienen de animales terrestres como: carne de res, pollo, cordero, conejo, huevos, leche, etc., contienen altos porcentajes de grasas saturadas, y son los pescados azules los que más grasas poliinsaturadas nos pueden proporcionar. De los aceites vegetales, que en general son más ricos en ácidos grasos monoinsaturados o grasas monoinsaturadas, el que las tiene en mayor abundancia es el aceite de oliva, que contiene un 82%, con sólo un 10% de saturadas y la gran ventaja de no contener nada de ácido alfalinoleico, que podría ser un obstáculo para que nuestro cuerpo produjera una cantidad recomendable de prostaglandinas y otros buenos eicosanoides.

Para proveer al cuerpo de las buenas grasas monoinsaturadas es muy recomendable tomar diariamente de 4 a 6 cucharadas soperas de aceite de oliva, ya sea sobre ensaladas, vegetales o disueltas en los batidos de alto contenido proteico que recomendaremos más adelante. Podemos calcular que cada cucharada de aceite pesa unos 7 gramos y contiene 63 calorías. Para deportistas o personas con mucha actividad física, que pueden utilizar las grasas también como combustible, esas cantidades pueden elevarse considerablemente. Existen numerosos estudios que avalan un alto consumo del aceite de oliva.

Veamos ahora cómo seguir la dieta isoproteica de una forma práctica y con un ejemplo.

Caso representativo de una mujer de 40 a 60 años de edad, de unos 80 a 90 kilos de peso corporal y englobada en la categoría A. Con mucha acumulación de grasa y celulitis, de vida muy sedentaria, con muy elevado colesterol y triglicéridos. Ha seguido muchas dietas con resultados malos y poco duraderos, hace una o dos comidas al día y no consigue adelgazar por su lento metabolismo. Siempre tiene sensación de cansancio y duerme mal.

Objetivos. Disminuir la grasa corporal y eliminar la celulitis; elevar el metabolismo basal y mejorar el tono muscular; mejorar la actividad general y eliminar la sensación de cansancio; mejorar el descanso nocturno. Primera meta: disminuir 20 kilos de grasa y ganar 4 de músculo en 6 meses.

Análisis de su estado físico y causas. Es el caso típico de una persona que mantiene costumbres alimenticias que, con el transcurso de los años, han ido produciendo una disminución del tono muscular y del metabolismo, haciéndole acumular grasa a pesar de la baja ingesta calórica que mantiene. Su metabolismo ha descendido tanto que no consigue adelgazar, aunque toma menos de 1.000 calorías diarias. El hacer sólo dos comidas al día con algo de contenido proteico le ha impedido conseguir una mejora del tono muscular necesaria para elevar su gasto calórico. La continua sensación de cansancio es consecuencia lógica de la mala nutrición y también, quizá, de algo de anemia y del mal descanso nocturno. Es una situación potencialmente peligrosa.

Normas generales. Deberá mantener la circulación de aminoácidos en sangre permanentemente mediante la ingestión de seis tomas diarias de nutrientes esenciales: proteínas (12 a 15 gramos) y grasas (6 a 7 gramos) en cada toma, para lograr elevar el metabolismo. Intervalo máximo entre comidas, 3 horas.

Deberá eliminar todo el combustible vacío (azúcar, dulces, helados, galletas, mermeladas, bebidas azucaradas, zumos o jugos de frutas, alcohol, bebidas sin alcohol pero azucaradas, bebidas de cacao con azúcar, patatas, zanahorias, boniatos, yuca, arroz, trigo, maíz, etc.) y reducir al máximo todos los alimentos con muy poco valor nutritivo (pan, pasta, cereales, frutas, salsas azucaradas, yogures azucarados o con sabores, etc.).

Añadirá a su nutrición un suplemento multivitamínico y multimineral, así como algún suplemento de fibra indigerible para evitar el estreñimiento.

Ejemplo de horario y alimentos aconsejados:

8.00 a 8.30: un batido de proteínas de Vitality 95% (que, como indica su nombre, contiene 95% de proteínas y prácticamente nada de carbohidratos). Se elaborará de la siguiente manera: en un cuarto de vaso de leche se disuelve una cucharadita de postre semicolmada de polvo de proteína (12 a 15 gramos) y una cucharada sopera de aceite de oliva. Se revuelve hasta que se haga una mezcla homogénea y se añade agua a voluntad. Se bebe a pequeños sorbos si es muy líquido o se mastica lentamente si se prefiere más denso. A este batido se le puede añadir canela en polvo, café soluble o cacao amargo con un edulcorante de 0 calorías. Nunca se debe añadir el aceite cuando el vaso está lleno de agua, pues se quedaría flotando.

Este batido, al que nos referiremos en lo sucesivo como «un batido de proteínas», es muy agradable de sabor y muy rápido y fácil de elaborar, por lo que resulta ideal para el desayuno y otros momentos del día en que estamos apresurados. Se puede transportar cómodamente en un envase con cierre hermético o llevarlo preparado sin agua para que pese menos y no se descomponga, y añadirle el agua en el momento de tomarlo.

Con esta primera comida del día se debe tomar alguno de los preparados de fibra indigerible que hay en el mercado, cuidando de que no tenga azúcar añadido, sobre todo si esta fibra fuera conveniente para evitar el estreñimiento. También un multivitamínico y multimineral.

11.00 a 11.30: aquí daremos muchas opciones de lo que llamaremos en lo sucesivo «una porción tipo», que es lo que puede constituir una toma de alimentos a distintas horas del día y dependiendo de si nos encontramos en casa, en el trabajo, en el colegio o en cualquier otro lugar. Para este caso concreto, una porción tipo sería:

a) Una porción de 60 a 80 gramos de carne, pollo o pescado cocinado de cualquier forma, incluso frito sin empanar, acompañado de una pequeña cantidad de ensalada o vegetales bien aderezados con aceite de oliva y condimentos al gusto.
b) 60 a 80 gramos de pescado en lata (atún, sardinas, caballa, bonito, boquerones en vinagre, etc.). El único problema con el pescado enlatado es que contiene mucha sal, por lo que no se debe consumir con mucha frecuencia. Se puede acompañar con 5 o 6 aceitunas.
c) 60 a 80 gramos de jamón, pavo, pollo envasado o queso de cualquier tipo. También con precaución por la sal que contienen. Se puede acompañar con aceitunas.
d) Tres claras de huevo, o un huevo duro, o en tortilla, o revuelto, o incluso frito en aceite de oliva, con un poquito de ensalada o verdura bien aceitada, pero siempre sin pan.
e) Si no tenemos tiempo ni lugar adecuado, otro batido de proteínas como el del desayuno.

14.00 a 14.30: una ensaladita bien aceitada con aceite de oliva o medio platito de vegetales, también bien aceitados, con 60 a 80 gramos de pescado, pollo o carne cocinados a su gusto. Sin pan ni postre. Un multivitamínico y multimineral.

17.00 a 17.30: una porción tipo de las indicadas a media mañana.

20.00 a 20.30: otra porción tipo.

23.00 a 23.30: similar a la comida de las 14 horas, procurando variar el tipo de alimentos o aprovechando para tomar el último batido de proteínas del día, si es que no tomó al menos tres.

Estas seis pequeñas tomas de alimentos durante el día son las que nos permitirán estar bien nutridos mientras logramos que nuestro estómago dilatado se vaya reduciendo poco a poco. Debemos tener muy presente que cualquier comilona volvería a dilatarlo, por lo que resultarían vanos todos los esfuerzos anteriores.

A primera vista puede parecer un menú poco variado, pero si prestamos atención veremos que la carne, el pescado, el pollo, etc., se pueden hacer de infinidad de formas y también los huevos permiten muchísimas variaciones. Por otro lado, si analizamos lo que hemos comido en las últimas dos semanas, nos daremos cuenta de que prácticamente siempre comemos lo mismo.

Recomendaciones. Mientras necesite adelgazar deberá tomar como mínimo y como norma 3 o 4 batidos de proteínas al día y beber de dos a tres litros de agua diarios, según la actividad física y la temperatura ambiente. Es muy conveniente acostumbrarse a tomar un buen vaso de agua antes de cada toma de alimentos.

Como el cuerpo está acostumbrado por lo general a hacer sólo dos verdaderas comidas al día, en un principio podría parecer innecesario hacer alguna de las tomas aconsejadas pero, si deseamos obtener resultados apreciables en treinta o cuarenta días, es imprescindible no saltarse ninguna comida.

Si en el primer mes no se han notado resultados muy apreciables, hay que repasar con detenimiento todo el capítulo, pues es seguro que algo se está pasando por alto. Revise todo lo que come y bebe al día y consulte la lista de alimentos prohibidos, recomendados y moderadamente permitidos que presentamos al final del capítulo.

Aunque los resultados sean rápidos y espectaculares (como es de esperar), no debe bajarse la guardia, pues frecuentemente uno se confía y vuelve a viejas costumbres que parece que no perjudican pero que pueden llegar a neutralizar los efectos beneficiosos de una buena alimentación. Muchas veces me preguntan durante cuánto tiempo debe hacerse esta dieta. Siempre contesto que cuando veas que has perdido toda la grasa que te sobraba, que estás más fuerte y mejor nutrido que nunca y que tu cuerpo se ha hecho más resistente a todas las enfermedades, piensa entonces si merece la pena volver a deteriorarlo comiendo otra vez todas esas calorías vacías que no alimentan y que te habían llevado a la situación inicial.

Antes de terminar este capítulo debemos repasar algunas ayudas y suplementos que nos pueden ser útiles para lograr una perfecta nutrición.

LAS VITAMINAS

Aunque se les llame micronutrientes, las vitaminas y los minerales tampoco nutren ni regeneran nuestras células por sí solas. Las vitaminas, más bien, actúan como catalizadores o facilitadores de ciertas reacciones químicas, sin que por ello queramos decir que no sean imprescindibles y necesarias para una buena salud.

Pese a que oímos decir con frecuencia que si hacemos una dieta variada y equilibrada obtendremos las vitaminas y los minerales necesarios, lo cierto es que sería un milagro de malabarismo lograr que una dieta variada, contando con los alimentos que hoy consumimos, proporcionara todas las vitaminas que necesitamos. En primer lugar, nadie dice concretamente qué es una dieta equilibrada. Lo segundo es algo que ya hemos visto, cuando alguien ofrece una aproximación con porcentajes de nutrientes, las ideas básicas generales están equivocadas y, por ser precisamente generales, nunca se podrían considerar aceptables para un caso concreto, con circunstancias particulares. Y lo tercero, y no menos importante, es que cada persona tiene sus gustos especiales, por lo que siempre preferirá unos alimentos a otros y tomará más de los que más le gustan.

Pero, afortunadamente, estamos en el siglo XXI y no necesitamos correr el riesgo innecesario de estar tomando menos vitaminas o minerales de los que nuestro cuerpo necesita. Existen infinidad de complementos multivitamínicos y multiminerales que han sido creados ex profeso para cubrir las necesidades más exigentes, como por ejemplo en casos de deportistas, recuperación de enfermedades, embarazos, etc.

Las vitaminas y los minerales han sido profusamente estudiados en los últimos años. Aquí haremos referencia a temas concretos que pueden ayudar a mejorar los resultados de una dieta.

Las vitaminas del grupo B, tiamina, riboflavina, niacina, B5, B6 y B12, funcionan mejor de forma conjunta que aisladamente, por lo que se debe suplementar el grupo completo. Son imprescindibles para la buena asimilación de las proteínas y para la formación y regeneración del sistema nervioso y muscular. El ejercicio intenso y el incremento del metabolismo aumentan el consumo de estas vitaminas y su escasez puede facilitar que se produzcan lesiones musculares, así como dolores de espalda, lumbagos y ciáticas.

Como más vale prevenir que curar, es recomendable reforzar el grupo B al empezar a hacer ejercicio o al iniciar un proceso de adelgazamiento.

Para lograr una mejor asimilación y una mayor eficacia de las vitaminas del grupo B debemos asegurarnos de tener una ingestión suficiente de ácido fólico. Éste desempeña también un papel muy importante en la regeneración de las células y en la formación de la sangre (ambos son pilares indiscutibles de la salud y la longevidad). Últimamente se ha dado mucha importancia a la suplementación del ácido fólico para las embarazadas y más cuando antes del embarazo se han consumido pastillas anticonceptivas, puesto que pueden provocar un mayor déficit del mismo. Esto no quiere decir que los hombres deban descuidar su suplementación.

La vitamina C también es muy importante para mejorar la salud, y no precisamente en las cantidades mínimas para evitar el escorbuto. El ejercicio, las actividades intensas y las dietas de adelgazamiento requieren una suplementación adicional. La vitamina C, aparte de otras muchas funciones, es imprescindible para la formación del colágeno, que es la proteína esencial para la regeneración de nuestros tejidos nobles y la base fundamental para la formación de los músculos, los tendones, los ligamentos, los cartílagos, la piel, el pelo, las uñas, los huesos, los órganos internos, las arterias, etc. Como veremos en el capítulo de la osteoporosis, su papel, para evitar la degeneración ósea, es aún más importante que el del calcio, a pesar del exagerado uso que se ha hecho de este último. La escasez de vitamina C y su repercusión en la mala elaboración del colágeno puede facilitar infinidad de pérdidas degenerativas, desde la calvicie y la pérdida de dientes hasta la mala cicatrización.

La importancia de la vitamina C en la formación del colágeno nunca debe hacernos olvidar que el colágeno es pura proteína y que sólo una alimentación con el necesario aporte de proteínas, que logre una circulación permanente de los aminoácidos en sangre, nos permitirá asegurar la suficiente formación de colágeno.

Tanto las vitaminas del grupo B como la vitamina C y el ácido fólico son hidrosolubles y no se pueden acumular, por lo que su suplementación debe ser diaria.

LOS MINERALES

Las mismas consideraciones que hemos comentado para las proteínas son aplicables a los minerales. También sobre ellos hay infinidad de estudios que avalan su importancia, por lo que aquí nos limitaremos a hacer referencia a aquellos que pueden ser más interesantes en un proceso de adelgazamiento.

Potasio

Junto con el sodio, desempeña un papel de primer orden en el mantenimiento del equilibrio ácido-base de los líquidos orgánicos y se localiza principalmente en el interior de las células. Al igual que la sal (cloruro sódico) es un magnífico conservante. Las dietas tradicionales, con muchos productos elaborados ricos en sal, suelen provocar una acumulación de sodio y como el nivel sodio-potasio es una constante del organismo, ese aumento de sodio obliga a que se retengan líquidos en los espacios extracelulares. Es muy posible que esa retención anormal de líquidos, favorecida además por la excesiva secreción de insulina, ayude a la formación de la tan temida celulitis.

Cuando reducimos sustancialmente la ingestión de carbohidratos y de sal, la secreción de insulina disminuye rápidamente y una de sus primeras consecuencias es la eliminación del exceso de sodio y líquidos. Esto es magnífico para nuestra salud y nuestra línea, pero esa eliminación de líquidos arrastra también una pérdida sustancial de potasio. Si aprovechamos además para hacer ejercicio o aumentar nuestra actividad física, o vivimos en un clima muy cálido, el aumento de sudoración provoca, asimismo, una pérdida adicional de potasio.

Los bajos niveles de potasio hacen que nuestras células pierdan líquidos de su interior y se queden semideshidratadas, lo que puede provocar mala transmisión de los impulsos nerviosos, fatiga, lesiones musculares y, lo más grave de todo, mala regeneración celular o envejecimiento prematuro. Afortunadamente, es un problema fácil de resolver, ya que existen numerosos suplementos de potasio que pueden ayudar en las primeras etapas del cambio de dieta. Más adelante deberá ser suficiente el potasio que nos proporciona cualquier polivitamínico que contenga también minerales.

El potasio es muy útil para prevenir o mejorar la hipertensión, una de las enfermedades más comunes entre los mayores de 50 años y la principal causa del infarto de miocardio y de la trombosis.

Hierro

Es un componente esencial de la hemoglobina de los glóbulos rojos. Permite el transporte del oxígeno desde los pulmones hasta cada una de las células del organismo. Forma parte también de la mioglobina, que es la base del tejido muscular y desempeña un papel fundamental en la producción de energía en forma de ATP.

El tracto gastrointestinal absorbe más fácilmente y de forma completa el hierro de origen animal (carne roja), llamado hierro heme, que el de origen vegetal. (Igual que sucede con las proteínas de origen animal, que son de un valor biológico mucho mayor que las de origen vegetal.) En el caso del hierro aún debemos tener en cuenta otro factor importante: aunque muchos productos vegetales, como los granos y los vegetales verdes, contienen buenas cantidades de hierro, éste está unido a otros componentes, llamados fitatos, que dificultan gravemente su absorción. Su deficiencia (anemia ferropénica) provoca rápidamente cansancio, pérdida de fuerza y propensión a las infecciones.

La anemia ferropénica es una enfermedad típica de los vegetarianos y de las personas que no comen carne y también es muy frecuente en el embarazo, en las clásicas dietas hipocalóricas y entre los deportistas sobreentrenados.

Los suplementos de hierro suelen presentarse en forma de sulfato, pero debemos tener en cuenta que la suplementación continua puede ser perjudicial si supera los 375 miligramos de sulfato ferroso, equivalentes a 75 miligramos de hierro, porque podría depositarse en los tejidos, causando hemosiderosis.

Cromo

La deficiencia de cromo afecta a más del 85% de los norteamericanos como consecuencia de sus costumbres alimenticias, en las que hay un exceso de azúcar, almidones y féculas, que exigen al cuerpo una constante secreción de insulina para compensar el abuso de los carbohidratos. Esta producción tan elevada de insulina supone, también, una demanda excepcional de cromo biológicamente activo, que es necesario para que la insulina desarrolle su papel regulando los niveles de azúcar en sangre.

Para las personas que han seguido dietas muy elevadas en carbohidratos y que necesitan perder mucha grasa puede ser necesario tomar un suplemento que proporcione entre 150 y 200 microgramos de cromo, 2 o 3 veces. Si se realiza un ejercicio intenso, la toma del suplemento debe hacerse aproximadamente media hora antes del entrenamiento. De esta manera, junto con la hormona tiroidea, ayuda a quemar más grasa y mejorar el tono muscular por la potenciación del efecto anabólico de la insulina, ya que se permite que los aminoácidos penetren más fácilmente en la célula.

La forma más asimilable del suplemento es como picolinato de cromo, puesto que el ácido picolínico ayuda a que el cromo pueda atravesar las membranas celulares. El cromo parece ser un antagonista de la niacina o vitamina B3, por lo que será conveniente acompañar la suplementación de picolinato de cromo con la de niacina, o bien tomar el suplemento de cromo fuera de las comidas.

OTROS SUPLEMENTOS RECOMENDABLES

Creatina

Aunque no se trata de un mineral sino de un metabolito rico en energía que se encuentra fundamentalmente en el interior de las células musculares, lo incluimos por su importancia en la potenciación del tono muscular.

La creatina favorece el crecimiento muscular porque trabaja unida al trifosfato de adenosina (ATP) para proporcionar energía en los procesos de contracción muscular e interviene en el transporte de minerales y electrolitos, a la vez que en el proceso de síntesis proteica. Es, quizá, el suplemento que más popularidad ha adquirido en los últimos años entre los deportistas. Su efectividad está ampliamente demostrada, sobre todo para los principiantes. Puede ser de gran ayuda en las dietas de adelgazamiento, sobre todo si van acompañadas de ejercicio. Estudios realizados en Suecia han demostrado que la suplementación con creatina disminuye la fatiga, acelera la recuperación y aumenta la síntesis proteica, mejorando el tono muscular a la vez que acelera la pérdida de grasa.

Aunque algunos fabricantes recomiendan dosis mayores, creemos que para una persona de 60 a 80 kilos de peso corporal debe ser suficiente una suplementación de unos 2 gramos diarios si se consume suficiente carne y pescado, en caso contrario, podría ser aconsejable llegar hasta 3 gramos. La creatina carece de toxicidad, pero es totalmente superfluo tomar grandes cantidades, y lo que no debemos olvidar es que su efectividad depende básicamente de la suficiente y necesaria ingestión de proteínas para el mantenimiento de los aminoácidos en sangre. Se debe tomar repartida en varias tomas, incluyendo una antes y otra después del entrenamiento.

El extraordinario éxito de la creatina ha llevado a los fabricantes a incorporar en sus productos estrella el aminoácido taurina, el HMB y la glutamina para potenciar su efecto metabólico. Los resultados han demostrado el acierto de esta combinación.

HMB (beta-hidroxy-beta-metilbutirato)

El HMB no es una droga ni un esteroide. Es un producto natural que se encuentra en muchos alimentos, como por ejemplo el pescado, la carne y algunos vegetales. Nuestro organismo puede sintetizarlo a partir del aminoácido leucina, aunque en determinadas circunstancias —ejercicio intenso, estrés, anemia, dietas debilitantes, etc.— su marcado descenso haga prácticamente imposible obtenerlo a través de la dieta, pues para lograr 1 gramo de HMB necesitaríamos unos 20 de leucina.

La suplementación con HMB ha resultado ser eficaz en el aumento de la masa muscular, la pérdida de grasa y la mejora del sistema inmunológico, incluso podría influir en una mejora del funcionamiento psicológico del cerebro. La dosis recomendada para una persona de unos 80 kilos es de tres tomas de un gramo repartidas durante el día, preferiblemente con el estómago vacío.

Glutamina

Es el aminoácido más abundante en el cuerpo humano, pero no se le considera un aminoácido esencial porque el cuerpo puede sintetizarlo. Como su demanda aumenta extraordinariamente en los momentos de estrés o de esfuerzo físico muy intenso y prolongado, puede darse el caso de que en esos momentos la capacidad de síntesis del organismo sea inferior a la demanda que el esfuerzo físico requiere. Cuando se produce esa situación, al bajar el nivel de la glutamina en sangre se empiezan a utilizar los depósitos de glutamina de los músculos y de los órganos, lo que puede llegar a convertirse en un estado catabólico o de destrucción del tejido muscular. Ni que decir tiene que cualquier situación que pueda llevarnos a una destrucción del tejido muscular, que tanto trabajo nos cuesta conseguir, es contraproducente. Pero lo más peligroso del caso es que si ese estado catabólico se prolonga hasta llegar a ser extenuante, podría provocar un colapso muscular que, de afectar al corazón, se convertiría en un infarto y que, aunque no llegue a tanto, siempre puede suponer una situación potencialmente peligrosa para otros órganos.

Por todo ello, si competimos en deportes de resistencia o nos gusta realizar esfuerzos prolongados y agotadores debemos utilizar suplementos de glutamina.

En el futuro se irán descubriendo nuevos suplementos y ayudas para mejorar la salud, pero siempre la nutrición ocupará el primer lugar porque es la base de la regeneración celular. Hay muchos productos que, por haber sido considerados dopantes en la práctica deportiva, han sido prohibidos y despreciados. Aunque estoy totalmente de acuerdo con la lucha antidopaje en el deporte, por considerar que proporciona una ventaja desleal, creo que si se continuaran estudiando y experimentando estos productos para despojarles de sus efectos perjudiciales, muchos de ellos podrían tener efectos muy positivos para las personas mayores que necesitan mejorar su forma física. Todo el esfuerzo que se dedique a estas investigaciones valdrá la pena, pues podría mejorar la calidad de vida de millones de personas.

ALIMENTOS PROHIBIDOS, RECOMENDADOS Y MODERADAMENTE PERMITIDOS

- **Alimentos prohibidos** (calorías vacías que no alimentan pero engordan): azúcar, miel, caramelos, bebidas azucaradas, cervezas sin alcohol, bebidas alcohólicas, zumos de frutas (naturales o artificiales), dulces, pasteles, tartas, mermelada, confitura, chocolates, bombones, galletas (dulces o saladas), pan, cereales, maíz, pastas, patatas, arroz, yogures (azucarados o con sabores), manteca, mantequilla, margarina, patés, helados, batidos azucarados, salsas.

- **Alimentos recomendados** (muy nutritivos en la cantidad adecuada): batidos de proteínas (sin carbohidratos), carne, pollo, pavo, pescado, marisco, huevos (preferentemente claras), queso, requesón, yogures naturales (sin sabores ni azúcar), jamón, fiambres magros, atún y pescado enlatado (en aceite de oliva), frutos secos, lechuga, verduras, espárragos, gelatinas sin azúcar, agua, bebidas con 0 calorías, aceite de oliva.

- **Alimentos moderadamente permitidos:** legumbres (lentejas, garbanzos, etc.), aceitunas, aceites vegetales, caldos, sopas (sin arroz ni pasta), leche (máximo un vaso al día), frutas (máximo una pieza al día), tomates, zanahorias, alcachofas, flan y natillas sin azúcar, con edulcorantes 0 calorías, postres de gelatina, también sin azúcar.

6

ATENCIÓN ESPECIAL EN CASOS DE MEGAREXIA

Por cada caso de anorexia hay mil de megarexia.

En el primer capítulo decíamos que la malnutrición continua que nos conduce a una obesidad exagerada puede afectar a nuestro cerebro, produciendo una enfermedad que llamamos megarexia. Cuando ésta se produce, las personas obesas afectadas pierden la conciencia de la realidad y permiten que su cuerpo siga acumulando peso y grasa hasta extremos que les conducirán irremediablemente a una muerte prematura.

En las primeras etapas, cuando el paciente aún es consciente de que está engordando demasiado, **el simple seguimiento de la dieta isoproteica será suficiente para empezar a perder peso, sentir una importante mejoría del tono muscular y de la vitalidad en general y alejarse, por tanto, del peligro de verse atrapado por la megarexia.**

Es lo mismo que sucede con la anorexia en sus primeras etapas, cuando solamente existe un deseo de adelgazar o, mejor dicho, un deseo de perder grasa. La simple lectura de este libro debería ser suficiente para encarrilar a la persona afectada hacia un cambio de costumbres alimenticias que le aleje definitivamente del peligro de esta enfermedad al comprobar que en muy poco tiempo obtiene los resultados que deseaba.

La verdadera causa de que se llegue con tanta frecuencia a padecer anorexia es la terrible ignorancia que existe, a todos los niveles, sobre la forma de adelgazar y los principios reales de la nutrición. Las personas que son susceptibles de llegar a padecer anorexia, en su mayoría jóvenes, en su deseo de adelgazar siguen la pauta que a simple vista parece más sensata, comer menos. Cuando pueden comprobar que esto no da resultado, por lo general ya es demasiado tarde, puesto que su metabolismo ha descendido tanto que la más mínima ingestión de alimentos les provoca un aumento de grasa. Su reacción será odiar la comida y llevar al extremo su desnutrición.

En la megarexia el proceso es muy similar, pero a la inversa. El deseo inicial de estar más fuertes y sanos, que se produce generalmente en la infancia, lleva a comer grandes cantidades de todos los productos que se tienen alrededor, y como por desgracia la mayoría son lo que llamamos alimentos basura, calorías vacías que engordan pero no alimentan, la consecuencia inevitable es el aumento de peso, la obesidad y, en último extremo, la megarexia.

Lo más grave de esta situación es que al ser tan exageradamente alto el número de afectados, se ha llegado a considerar ese monstruoso sobrepeso como algo natural.

Debemos tener presente que la megarexia es el final de un largo proceso que comienza con la acumulación de grasa y la pérdida de músculo. Aquí tienen mucha parte de culpa las tablas de pesos elaboradas para clasificar a las personas como obesas y medir los grados de obesidad relacionando pesos y estaturas en hombres y mujeres. Estas tablas ni son fiables ni tienen ningún valor, ya que no consideran la proporción de grasa y músculo, que es donde estriba el problema real. Si nos fiáramos de estas tablas cualquier atleta con la musculatura un poco desarrollada sería considerado obeso, pese a encontrarse en plena forma física y no tener apenas grasa. Y cualquier persona enfermiza y consumida, con la musculatura atrofiada, aunque esté flácida y celulítica parecería estar en su peso correcto.

Últimamente se están sustituyendo las tablas de peso por el índice de masa corporal, que sigue siendo igual de errado porque también se basa en el peso y la estatura sin tener en cuenta la proporción de músculo.

En la práctica, la mejor medida de la obesidad y lo que mejor nos indica si nos sobra o no grasa es el espejo. Desnudarnos y ponernos delante de un espejo es, normalmente, más que suficiente para saber, sin que nadie nos lo diga, si necesitamos perder grasa.

Aunque ya lo hemos comentado en otros capítulos, conviene repetir aquí que la primera reacción cuando consideramos que nos hemos pasado de peso es pensar: tengo que comer menos. De esto, que es un grave error, los verdaderamente culpables son los cientos de «expertos» en nutrición que se pasan la vida diciéndonos que comemos demasiado. Esto es absolutamente falso, no necesitamos comer menos, sino que necesitamos comer menos basura, menos calorías vacías, menos alimentos que no alimentan y más alimentos nutritivos.

Es tan inconcebible el grado de desconocimiento y desorientación que existe aún hoy entre los científicos que en marzo de 2003 se publicó un estudio tan increíble como el siguiente:

UN NUEVO ESTUDIO AFIRMA QUE «AYUNAR DURANTE 20 HORAS ES LA MEJOR DE LAS DIETAS»

Un nuevo estudio aparecido en la edición de Internet de *Proceedings of the National Academy of Sciences* afirma que un grupo de ratones que fueron alimentados día sí y día no, pero con abundancia, mostraron beneficios en su salud similares a los de aquellos cuya dieta estaba reducida en un 40%.

El nuevo estudio, realizado por Mark P. Mattson y otros colegas en el Instituto Nacional de Envejecimiento, encontró idénticos beneficios para los ratones que comen día sí y día no, pero no disminuyen la cantidad total de calorías consumidas, porque comen el doble los días que se alimentan.

Mattson dijo que ahora compararán la salud de un grupo de personas que se alimentan, normalmente, con tres comidas diarias, con la de otro grupo similar que come los mismos alimentos y en iguales cantidades, pero que los consume en el término de cuatro horas y deja pasar 20 antes de comer de nuevo.

«Actualmente, el exceso de comida es un gran problema. Resulta particularmente preocupante que numerosos niños tengan sobrepeso. Todavía no está claro cuál es la mejor vía para que la gente coma menos... una posibilidad es suprimir una comida de la dieta diaria», dijo Mattson.

Es increíble que se divulguen estudios de este tipo, que inducen a empeorar la malnutrición que padece la mayoría de las personas. Con este problema he tropezado tantas veces, he atendido a tantas personas obesas que padecían anemia y malnutrición y que estaban tan decepcionadas y desesperadas que me duele y me indigna que se las pueda desorientar de esa manera.

Tampoco se puede admitir que se estén ofreciendo productos para hacer perder 2 o 3 kilos en una semana. Estos productos, que basan su eficacia en una reducción drástica de nutrientes durante una semana, lo que realmente producen es una pérdida de agua y músculos que debilita peligrosamente a la persona.

Para adelgazar, jamás se debe iniciar una acción que no conduce a ningún resultado duradero y que si se repite con frecuencia provocará una anemia o algo peor. La obsesión por minimizar y menospreciar un problema tan real y extendido como el de la obesidad y la megarexia, la irresponsabilidad de decir: «Adelgazar es fácil, basta con tomar menos calorías de las que se gastan», no denota más que una gran ignorancia de lo que es el organismo humano y de cómo reacciona ante una disminución de nutrientes. Y lo más inconcebible del caso es que esta simpleza se atrevan a repetirla algunos «expertos» que están ellos mismos exageradamente obesos.

Como ya hemos comentado infinidad de veces, la realidad es todo lo contrario. El disminuir la ingestión de alimentos de manera indiscriminada conlleva la reducción de nutrientes necesarios para mantener o mejorar el tono muscular, imprescindible para el incremento del metabolismo basal. Y sólo el aumento de éste nos puede permitir eliminar la grasa que se ha ido acumulando durante años.

Debo aclarar que la argumentación y el planteamiento de la dieta isoproteica son totalmente revolucionarios, pues es la primera vez que se analiza el problema desde este punto de vista, pese a su lógica y a la cantidad de ejemplos que lo corroboran.

Sabemos que hay dos tipos extremos de obesidad que pueden conducirnos a la megarexia:

1) Aquel que perjudica menos la salud a corto plazo y que resulta más sencillo de tratar. Se podría representar por un hombre de más de 30 años (el hombre, constitucionalmente, tiene menos tejido adiposo que la mujer), que está muy gordo, pero fuerte y activo, con una potente masa muscular y un metabolismo relativamente alto. Come mucho y gasta mucho y el exceso de comida, acompañado casi siempre por la ingestión abundante de bebidas alcohólicas, le ha hecho acumular mucha grasa, generalmente en la barriga.
2) Aquel otro tipo mucho más difícil de tratar y mucho más peligroso para la salud. Se podría representar por una señora, también de más de 30 años, que ha ido acumulando grasa durante toda una vida sedentaria y con una alimentación escasa pero muy alta, sin embargo, en carbohidratos. Es débil y flácida, con músculos pequeños y llenos de grasa intramuscular que los hace blandos. Desde hace 10 años o más, desde que empezó a darse cuenta de que empezaba a engordar, sigue todas las dietas absurdas que le han recomendado sus amigos o las revistas de actualidad. Al final ha caído en las garras de alguna de esas clínicas de adelgazamiento en la que ha perdido 10 kilos y 3.000 euros (lo malo es que cuando lo dejó ganó 15 kilos y ningún euro). Les puedo garantizar que, desgraciadamente, he tenido que atender a cientos de personas en situaciones muy similares.

Este segundo caso, tan extremo, que es evidentemente el más complicado de tratar, es el que vamos a utilizar para analizar, desde un punto de vista eminentemente práctico, cómo funciona nuestra dieta en su lucha contra la obesidad y la megarexia.

En el caso que nos ocupa, la persona (también podría tratarse de un hombre, aunque es mucho menos frecuente y suele estar complicado con problemas hormonales) ha entrado de lleno en el círculo vicioso negativo del efecto yoyó, que ya hemos comentado anteriormente: más grasa y menos músculo = menor metabolismo = menor consumo calórico = más grasa y menos músculo, hasta llegar al extremo de personas con enormes proporciones de grasa y muy poco tono muscular.

Aunque a muchos les pueda parecer exagerado este ejemplo, en Estados Unidos existen más de 40 millones de personas atrapadas por este círculo vicioso a las que se les recomienda «una dieta equilibrada», que, suponiendo que además de «equilibrada» fuera «nutritiva», lo más que podría lograr sería que dejaran de engordar. Pero para lograr revertir el proceso y permitirles mejorar su salud, lo que realmente necesitan es una dieta «muy desequilibrada», pero «muy desequilibrada a favor». Dicho de otra manera, una dieta muy nutritiva para los músculos y órganos y nada nutritiva para la grasa.

Es evidente que para romper ese círculo vicioso es imprescindible actuar simultáneamente sobre todos los factores que lo condicionan, de forma que provoquemos un choque o reacción que nos conduzca a la consecución de un «círculo vicioso positivo», que, basado en la ingestión de alimentos que nutren muy bien el músculo y muy mal la grasa, con supresión de todas las calorías vacías, nos permita lograr el proceso inverso: ganar músculo y perder grasa = elevar el metabolismo = mayor gasto calórico = ganar músculo y perder grasa, hasta lograr que el cuerpo se vaya deshaciendo de las enormes cantidades de grasa acumulada.

Este enfoque es todo lo contrario de lo que se recomienda normalmente a un obeso. **En lugar de obsesionarnos con**

lograr que la persona pierda peso, nos ocuparemos en mejorar sus verdaderos recursos contra la obesidad y la megarexia, que son: la mejora del tono muscular y el incremento del metabolismo. Es por eso que la dieta isoproteica resulta siempre efectiva, aun en los casos más difíciles y complicados.

Tampoco debemos crear falsas esperanzas, el proceso no es corto. Si se tardaron años en acumular kilos de grasa, se necesitarán años para perderlos. El camino no es fácil, pero el premio merece la pena: «Mejor salud y más vida». Lo importante para no desanimarse es que los resultados sean suficientemente notables y continuos, aunque siempre debemos tener presente que, a corto y medio plazo, pueden parecer más lentos porque, aunque perderemos grasa desde el primer momento, también se provoca un fortalecimiento de los tejidos nobles y la musculatura (el músculo pesa más que la grasa para igual volumen). A medida que vayamos elevando el metabolismo, la pérdida de grasa se irá haciendo más notable y nos irá resultando más fácil incrementar el metabolismo basal.

A diferencia de lo que ocurre con una dieta hipocalórica corriente (en la que al principio se baja peso de agua, músculo y grasa, y se pierde menos paulatinamente a medida que va disminuyendo el metabolismo y la persona se estanca y vuelve a engordar), con la dieta isoproteica el principio puede ser un poco más lento, pero poco a poco se van incrementando las pérdidas de peso, debidas casi exclusivamente a la pérdida de grasa.

Es evidente que todo este proceso se verá muy acelerado si al comienzo de nuestra dieta iniciamos también un incremento de la actividad física mediante ejercicios especialmente concebidos para facilitar el aumento de la masa y el tono muscular. Y como también, en lo que respecta al ejercicio, se viene recomendando todo lo contrario de lo que conviene a una persona que quiere adelgazar, en el capítulo 12, «Ejercicio, tono muscular y metabolismo», expondremos el tipo de ejercicio más adecuado para ganar músculo y perder grasa, así como la forma correcta de realizarlo.

No debemos olvidar que la regeneración total de las fibras musculares y de la mayoría de los órganos internos se realiza en unos 6 meses, por lo que es necesario tener un poco de paciencia y perseverancia ya que, aunque los resultados se deberán empezar a notar desde el primer mes, será a partir del sexto cuando la transformación habrá sido notable.

Principalmente en los casos de megarexia u obesidad avanzada, es conveniente mentalizarse desde el principio de que la dieta isoproteica, más o menos suavizada a medida que vamos obteniendo resultados satisfactorios y elevando nuestro metabolismo, ha sido concebida para convertirse en una costumbre alimenticia permanente. Resulta fácil de seguir por la sencillez de los alimentos que la integran y al realizar muchas comiditas al día, se elimina para siempre la sensación de hambre que caracterizaba a otras dietas. Por otra parte, a medida que vamos consolidando los resultados, apenas tiene importancia que una vez cada 15 o 20 días (no cada 8 o 10) hagamos un exceso y nos saltemos todas las normas dietéticas: lo importante es la continuidad. La maravillosa recompensa que recibiremos bien merece el pequeño esfuerzo que supondrá planificar y organizar nuestra alimentación y nuestro plan de ejercicios.

Aunque la dieta isoproteica sola, sin seguir un plan de ejercicio complementario, da resultados a corto plazo, es indudable que la combinación de las dos acciones es una garantía evidente de éxito, sobre todo en los casos de megarexia y en los que la grasa lleva mucho tiempo acumulada. Es precisamente en estos casos en los que el uso de nuestra dieta produce resultados más espectaculares. La pérdida de medidas es tan rápida que hay un período en el que parece que la piel que sobra nunca va a reabsorberse, sin embargo, debemos tener en cuenta que nuestra piel está cubierta de diminutos músculos que abren y cierran cada uno de nuestros poros, y al mejorar el tono muscular de cada uno de estos pequeñísimos músculos, lograremos que la piel sobrante se vaya readaptando hasta normalizarse.

He trabajado en tantos miles de casos en los últimos 20 años que puedo garantizar que siguiendo las normas indicadas **ninguna meta es inalcanzable y ninguna solución, imposible**. Sólo se necesita tiempo y voluntad, no podemos eliminar en tres meses lo que se ha acumulado durante años.

Evidentemente, en casos en los que se necesita perder menos cantidad de grasa o en aquellos parecidos al del primer ejemplo que comentamos al principio de este capítulo, en los que se parte de un metabolismo más alto, los resultados serán mucho más rápidos y fáciles.

Como norma general, mientras deseemos mantenernos sanos y bien nutridos o perder grasa, sólo deberemos beber agua, bebidas light sin calorías o infusiones sin azúcar. Las calorías vacías ocultas en los líquidos pueden destruir cualquier dieta y perjudicar gravemente la salud. Tengamos muy presente, por ejemplo, que un vaso de leche, incluso desnatada, tiene unas 150 calorías vacías provenientes de la lactosa, más o menos lo mismo que un vaso grande de vino, cerveza, cava, refresco o zumo de frutas sin azúcar, sea o no natural; un vermut dulce, unas 300 calorías vacías, más o menos lo mismo que un ron, una ginebra, un coñac o un whisky.

La mejor bebida es el agua. Es muy aconsejable acostumbrar al organismo a beber mucha agua, tanto en las comidas como fuera de ellas, ya que es fundamental para la regeneración celular, además de ser el mejor diurético y resultar imprescindible para la eliminación de las toxinas y las grasas.

Conviene aclarar que no tiene ninguna justificación científica la moda que aconsejaba no beber durante las comidas porque engordaba. El agua no engorda, es más, considero que para los que tengan un apetito exagerado puede ser beneficioso beber agua antes y durante las comidas porque al diluir el ácido clorhídrico alargarán la digestión y, por otro lado, el volumen aportado por el agua provocará antes la sensación de saciedad.

Siempre me ha gustado llegar al fondo de las cuestiones, por eso he dedicado 25 años a analizar las causas de la obesidad o acumulación de grasa y cómo combatirlas. Al publicar el libro *Dieta isoproteica* di un gran paso en la lucha contra la acumulación de grasa, pero los casos de megarexia requieren, por lo general, un tratamiento tan específico que consideré necesario publicar este nuevo libro, en el que se indica con detenimiento cómo motivar y conducir a los afectados por esta peligrosa enfermedad hacia el estado de ánimo necesario para iniciar la lucha en defensa de su propia vida.

Decimos que la megarexia se puede considerar una enfermedad establecida cuando la malnutrición, que lleva implícita cualquier grado elevado de obesidad, ha llegado a afectar al cerebro del paciente hasta el punto de no permitirle comprender el perjuicio que representa para su salud esa enorme acumulación de grasa.

Podemos afirmar, sin temor a equivocarnos, que el 100% de los casos de megarexia son provocados por la enorme desproporción de carbohidratos que se ha establecido en las costumbres alimenticias, pero como sabemos que la ingestión abundante de carbohidratos crea adicción, debemos dar por descontado que hacer que la persona que ha llegado a padecer megarexia supere esa adicción y cambie sus costumbres alimenticias no es una misión nada fácil, pues no podemos contar con su colaboración ya que no es consciente de estar en peligro.

Si aprovechamos la experiencia de la lucha contra otras adicciones y tomamos como ejemplo el tabaquismo, veremos que han sido necesarias varias décadas de anuncios y advertencias constantes sobre los peligros de fumar para lograr que una pequeña parte de los fumadores abandone voluntariamente el vicio.

Traigo a colación un artículo aparecido en *El Nuevo Herald* de Miami el 14 de diciembre de 2001 firmado por Lauran Neergaard, de AP, desde Washington: «La obesidad se ha agravado tanto en Estados Unidos que pronto podría superar al cigarrillo como la principal causa de muertes evitables, advirtió ayer el director de salud pública David Satcher, quien pidió cambios en la política nacional al respecto.

»Unas 300.000 personas mueren cada año debido a enfermedades ocasionadas o empeoradas por el exceso de peso. La cifra podría neutralizar los progresos alcanzados en la lucha contra el cáncer y las enfermedades cardíacas y podría, incluso, superar en volumen los daños ocasionados por el cigarrillo, afirmó Satcher.

»Alrededor del 60% de los adultos padecen de exceso de peso u obesidad, al igual que un 13% de los niños. Esas cifras han subido paulatinamente durante la pasada década como resultado de la dieta de los estadounidenses, que incluye más alimentos procesados y menos frutas y verduras. Pero el modo de resolver el problema se hace difícil debido a la escasa reacción del público ante las reiteradas advertencias de los funcionarios de salud al respecto.

»Satcher dijo que la clave es tratar la obesidad no como algo personal sino como una preocupación compartida por la comunidad.

»Se recomienda que las escuelas ofrezcan clases de educación física para todos los grados y proporcionen alimentos más saludables a los estudiantes y que las comunidades creen parques seguros para juegos infantiles y senderos para caminatas en los centros urbanos».

Como podrá apreciar el lector, la ignorancia sobre las verdaderas causas de la obesidad y la desorientación consiguiente siguen haciendo que se pretendan soluciones laterales en lugar de atacar la causa real.

En los casos de megarexia hay que atacar la causa real, afortunadamente, la voluntad es mucho más poderosa que los efectos químicos de la adicción. Cualquier lector conocerá el caso de alguna persona que era fumadora, alcohólica o drogadicta y que decidió, y consiguió, dejarlo. Sólo hay que tener la resuelta voluntad de hacerlo. Desgraciadamente, es más fácil no tenerla.

También es cierto que en el caso de la obesidad y la megarexia hay muchas personas que tienen fuerza de voluntad pero hasta ahora no conocían el camino para lograr resultados. Este libro indica ese camino, ahora es usted quien tiene la última palabra.

Si comparamos la adicción a los carbohidratos con el alcoholismo podremos aprovechar la experiencia de alcohólicos anónimos, basada en los grupos de terapia para fortalecer la voluntad mediante el apoyo de personas que ya han logrado triunfar sobre la adicción. Esta experiencia es muy válida para el tratamiento de la megarexia y de hecho, ha sido utilizada por algunas organizaciones para luchar contra la obesidad con buenos resultados, a pesar de que las técnicas nutricionales empleadas hayan sido muy deficientes y las verdaderas culpables de los numerosos fracasos.

Me gustaría que la lectura de este libro fuera suficiente para acabar con todos los casos de megarexia, pero, por desgracia en la mayoría de los casos el paciente es tan poco consciente de los peligros que corre que si no es con ayuda no logrará encauzarse en el camino correcto. Dado que las terapias basadas en grupos de apoyo deben realizarse en lugares próximos a los domicilios de los afectados, necesitaremos establecer una extensa red de centros nutricionales antimegarexia, que deberán tener presencia en todas las grandes ciudades para atender los casos de personas ya afectadas o los de personas obesas que puedan llegar a padecerla. Debemos tener presente que las personas que son adictas a los carbohidratos sufren una dependencia tan adictiva y peligrosa como los alcohólicos o los fumadores empedernidos, y en la mayoría de los casos son incapaces de tomar por sí mismos la iniciativa que los conduzca a recuperar la salud. Será necesaria la colaboración de familiares o amigos que les ayuden a dar el primer paso.

7

DIETA ISOPROTEICA Y ENFERMEDADES CARDIOVASCULARES

Si quieres tener un corazón fuerte,
sano y duradero: ¡NÚTRELO!

El aumento de las enfermedades cardiovasculares en el último siglo ha tomado las características de un moderno azote para la humanidad. A comienzos de siglo, de un 12% a un 15% de los fallecimientos en Estados Unidos se debían a enfermedades cardíacas y en 1999 murieron 1.896.465 personas por el mismo motivo, representando el 58% de todos los fallecimientos en ese país, a pesar de los extraordinarios progresos que se han logrado en los tratamientos y la cirugía cardiovascular.

Al igual que sucede en la lucha contra la obesidad, poco o nada se ha conseguido con las investigaciones en relación con las enfermedades del corazón en los últimos 50 años. Los fallecimientos siguen aumentando y la edad de los afectados sigue disminuyendo, como reveló un estudio realizado por patólogos norteamericanos con cadáveres de soldados, en el que se puso de manifiesto que más del 70% padecían arteriosclerosis en mayor o menor grado, y que el promedio de edad era de 22 años.

A comienzos de la década de los noventa el descubrimiento de los altísimos niveles de colesterol en los niños norteamericanos y también entre los españoles fue atribuido, por las asociaciones de consumidores, al aumento de las hamburguesas y alimentos similares en la alimentación infantil, y se acusó a las grandes cadenas de establecimientos de comida rápida de utilizar carne que contenía un 20% de grasa. Esto demuestra el nivel de desconocimiento en el que nos encontramos, ya que cualquier clase de carne tiene aproximadamente un 20% de grasa, y algunas, como la de cordero, incluso más. Y a nadie se le ocurre decir que comer cordero es malo. Por otro lado, muchos quesos tienen más del 50% de grasa y sin embargo, los franceses, grandes consumidores de quesos, están en uno de los últimos lugares de la tabla de mortalidad por enfermedades cardíacas.

Curiosamente, de todo lo que se come en las hamburgueserías lo más sano es la carne, que por lo general es de buena calidad. Lo verdaderamente perjudicial para nuestro cuerpo son las patatas fritas, el pan, las salsas, los dulces y las bebidas azucaradas, todo ello cargado de calorías «asesinas». Y lo más peligroso de todo son las patatas fritas: 100 gramos contienen unas 600 calorías y el aceite que las impregna, al utilizarse repetidas veces, se satura, por lo que adquiere propiedades cancerígenas.

En mis conferencias sobre nutrición suelo comentar que en muchos aspectos la gente se nutre según los criterios de los niños, porque constantemente vemos a las parejas preguntar a sus hijos: ¿tú qué quieres comer? Qué puede responder el niño sino patatas fritas, que es lo que más le gusta. Y esa ignorancia o falta de responsabilidad de sus padres marcará su vida y le condenará a sufrir muchos padecimientos que podrían haberse evitado con una buena y sana alimentación.

Es necesario referirse al exhaustivo trabajo que presentó ya hace algunos años Richard A. Passwater en su libro *Supernutrición: la revolución megavitamínica.* Passwater aportaba considerables pruebas de que las enfermedades cardiovasculares no tienen nada que ver con la ingestión de alimentos que contengan colesterol y, por el contrario, sí pueden tener mucho que ver con la falta de proteínas.

Relata una larga serie de fallecimientos o ataques sufridos por personas y doctores famosos que estaban implicados en el estudio de las enfermedades cardiovasculares o cuidaban minuciosamente su peso mediante dietas ligeras de tipo más bien vegetariano. En esa lista destacaba gente como el doctor Jacobus Rinse, asesor químico, meticuloso en la vigilancia de su colesterol y su consumo de grasa, que comenzó a sufrir angina de pecho a los 51 años; el presidente de Diet-Heart Committee, de la American Medical Association, que seguía un régimen bajo en grasas y rico en vegetales y frutas. Nunca tuvo sobrepeso y hacía ejercicio. Sufrió una trombosis coronaria; el doctor Albert Starr, famoso cirujano de corazón de Portland. Era delgado, no fumaba, hacía ejercicio y no comía carne. A los 47 años sufrió un grave ataque cardíaco que requirió una operación igual a la que él mismo había realizado miles de veces; el periodista Stephen Lesher, del *Newsweek,* que sufrió un ataque al corazón a los 38 años. De constitución delgada, su presión arterial era normal, hacía ejercicio y su alimentación era rica en frutas y verduras; el astronauta James B. Irwin, que estuvo en la Luna, sufrió un ataque al corazón a los 43 años mientras jugaba al balonmano; el escritor Robert F. Legge, que sufrió un ataque al corazón a los 44 años a pesar de haber adoptado todas las precauciones ortodoxas (incluso consumía muchos aceites poliinsaturados); el autor del famoso artículo «Usted puede evitar los ataques cardíacos», que subrayaba con vigor cuáles eran los culpables del colesterol: los huevos y las carnes. Cuando se publicó su artículo, se encontraba en el hospital aquejado de una trombosis coronaria; Ron Rice, entrenador de fútbol de la Universidad de Maryland, que falleció a los 34 años por un ataque coronario, su práctica de ejercicio no resultó una protección suficiente, o el químico D. Wood, que aunque seguía las normas de protección coronaria tradicionales no le sirvieron para evitar una trombosis cerebral y un infarto a los 53 años. La lista sigue y estoy seguro de que cualquiera podría añadir otros casos, aun cuando los médicos nos han venido advirtiendo durante 50 años que el colesterol es la causa de la arteriosclerosis.

Veamos otros párrafos muy elocuentes: «El reducir la ingestión de colesterol o su nivel en sangre no ha disminuido la incidencia de enfermedades cardíacas»; «la tribu gujerati es vegetariana y sigue una dieta muy baja en colesterol, pese a ello, su incidencia de enfermedades cardíacas es la misma que en el resto de Kenia»; «los prisioneros de guerra comían potajes de ínfima calidad y casi nunca carne, leche o huevos, no obstante, en cada una de las 10.000 autopsias llevadas a cabo en el campo de concentración nazi de Dachau estuvo presente la arteriosclerosis»; «los doctores Cuyler Hammond y Lawrence Garfinkel, de la American Cancer Society, realizaron un estudio sobre 804.409 personas, dividiéndolas en dos grupos. El primero se componía de quienes comían huevos cinco o más veces a la semana. El segundo comía menos de cuatro a la semana o ninguno en absoluto. Los miembros del segundo grupo sufrieron más muertes por ataques cardíacos que los del primero»; «los doctores D. Gsell y J. Mayer estudiaron a los habitantes del valle de Lotschental, en Suiza, que siguen una dieta a base de leche y queso, muy alta en colesterol. Pese a ello, tienen muy bajo el colesterol en sangre y son escasas las enfermedades cardíacas».

El estudio de Passwater termina diciendo: «La arteriosclerosis parece ser causada por deficiencias alimenticias y se agrava por el fumar, la obesidad, la herencia, la falta de ejercicio y la tensión mental».

Ya en 1970 el doctor Linus Pauling, dos veces ganador del Premio Nobel, decía: «Debemos educar a las personas de forma que desechen la peligrosa idea de que cabe controlar las enfermedades cardíacas simplemente no comiendo alimentos como huevos, mantequilla y leche. Esta idea es totalmente errónea».

El doctor Arnold E. Bender, profesor de nutrición en el Queen Elizabeth College, de la Universidad de Londres, dice en su libro *Nutrición y alimentos dietéticos:* «Se ha demostrado que la relación entre la ingestión de grasas y la incidencia de enfermedades cardíacas isquémicas es de tipo indirecto. Al parecer, hay una relación más directa entre la ingestión de azúcar y la frecuencia de estas enfermedades. El consumo medio de azúcar en el Reino Unido ha pasado de 2,5 libras [1,12 kilos] per cápita en 1850 a 120 libras [54,43 kilos] un siglo más tarde. En Estados Unidos el consumo anual de azúcar por persona se ha multiplicado por seis, mientras que el de grasas sólo ha aumentado en un 12%».

Estudios realizados por investigadores daneses sobre la escasa incidencia de la mortalidad coronaria en Groenlandia, que es de sólo el 5,3%, mientras que en Dinamarca es del 34,7% y en Estados Unidos del 40,4%, achacaron esa significativa diferencia a que la dieta en Groenlandia tiene un alto componente en pescados ricos en ácidos grasos poliinsaturados (en muchas zonas rurales se vive casi exclusivamente del pescado). De aquí se sacó la conclusión de que la ingestión de ácidos grasos poliinsaturados haría disminuir la incidencia de las enfermedades coronarias, lo cual también ha resultado ser un grave error, pues cuando se han suministrado estos ácidos grasos en cápsulas a la población norteamericana, generando millones de dólares con su venta, no se ha producido ningún resultado. Parece mentira que nadie se haya dado cuenta de que lo que comen los esquimales de Groenlandia es pescado completo, con un 20% de proteínas, y no sólo cápsulas de ácidos grasos poliinsaturados. Esto ya lo expliqué en 1992.

Lo verdaderamente importante son las proteínas que regeneran nuestras células, y si además vienen acompañadas de las grasas que necesitamos para regenerarlas, tanto mejor.

El doctor Greg Ellis, licenciado en Fisiología y Bioquímica e investigador del metabolismo muscular y el ejercicio computerizado, aseguraba ya en 1991 que ni la grasa dietética ni el colesterol tienen nada que ver con los problemas cardíacos: «Todo el mundo habla de los peligros de las grasas y el colesterol, cantando las virtudes de los carbohidratos naturales y la ingestión escasa de proteína y grasa. La Asociación Cardíaca Americana y el Instituto Nacional del Corazón exhortan a la gente para que siga una dieta baja en grasas y colesterol. Muchos médicos y nutrólogos apoyan ciegamente esas teorías sin examinar su validez. Aseguran que las dietas deben consistir en un máximo de un 30% de grasa, un 15% de proteína y un 55% de carbohidratos. Continuamente se nos bombardea diciéndonos que no debemos consumir mucha carne roja, ni huevos, sino muchas frutas, fibras y vegetales.

»¿Dónde están las evidencias?, me pregunto. Fijémonos en dos estudios importantes: la Prueba de Intervención del Factor de Riesgo Múltiple (MRFIT) y la Prueba de Prevención Coronaria Primaria (CPPT). Ambos estudios trabajaron con hombres de mediana edad que tenían niveles elevados de colesterol sanguíneo. El MRFIT incluía factores adicionales de riesgo, como el consumo de tabaco y la hipertensión, y usó un grupo experimental y otro de control que no recibía tratamiento. El grupo experimental tomaba alimentos bajos en grasas y colesterol y se usaron fármacos para disminuir la presión arterial, animando a los fumadores para que dejaran el tabaco. También se utilizaron programas de reducción de peso para las personas obesas.

»¿Los resultados? La prueba fracasó porque no se produjeron diferencias entre ambos grupos en cuanto a muertes por ataque cardíaco y los niveles de colesterol eran escasamente más bajos que los del grupo de control.

»¿Qué sucedió con el estudio CPPT? Se suponía que podría demostrar que el descenso del colesterol reduciría la incidencia de problemas cardíacos. Sin embargo, y eso apenas lo sabe nadie, la prueba del CPPT no fue una prueba de dieta, sino de fármacos. Se utilizó la colestermina, un fármaco potente que ayuda al hígado a eliminar el colesterol de la sangre para convertirlo en ácido bílico. En ese estudio 1.906 hombres redujeron un 8,5% su tasa de colesterol. ¡Se produjeron 30 muertes por ataque cardíaco en el grupo experimental y 38 en el de control! Los investigadores dijeron que eso suponía un 24% de reducción de la tasa de muerte. Desgraciadamente, su metodología contenía graves errores. Los cálculos no incluían el número de muestras, sino el de fallecimientos. Las 30 muertes del grupo experimental tenían que haberse dividido por el número total, 1.906. Entonces la tasa de muerte sería de 1,57%, y en el grupo de control, las 38 muertes divididas por 1.906 darían una tasa del 2%. La diferencia entre ambos grupos sería del 0,43%. ¡Un abismo sobre el 24% anunciado! Además, el número total de muertes fue similar, pues en el grupo experimental hubo más muertes por otras causas, incluido cáncer gastrointestinal, un hecho que no conoció el gran público. En su lugar, la prensa afirmó lo siguiente: ¡por cada reducción del 1% de colesterol se puede esperar un 2% de disminución de los ataques cardíacos! Esta afirmación es ridícula y sin fundamento, sin embargo, la repiten los médicos, los investigadores y los medios informativos. Si fuera cierta, las matemáticas no engañan, al reducir el colesterol en un 50% se eliminaría el 100% de los ataques cardíacos.

»Los resultados del célebre estudio Framingham sobre el corazón concluyeron que el consumo de huevos de 0 a 20 semanales no tiene nada que ver con los niveles de colesterol en sangre ni con las enfermedades cardíacas. Hay deportistas que se han pasado meses o años comiendo doce huevos diarios (incluidas las yemas) sin que les haya subido el colesterol. El campeón culturista Jeff Everson dice que durante su vida estudiantil bebió de 5 a 6 litros diarios de leche mezclada con huevos y proteína en polvo y su nivel de colesterol en el último año era de 174.

»Muchos dicen que la carne roja no es sana porque contiene grasa saturada, aunque, de hecho, si le quitamos la grasa visible, no tiene más grasa que el pollo, el pavo o el pescado. Pensemos además que la grasa humana es saturada y cuando la diluimos y reducimos, pese a pasar a través del torrente sanguíneo, no eleva nuestro nivel de colesterol. Está más que demostrado que los excesos de azúcar son mucho más dañinos para el corazón que los excesos de grasa».

Confirmando todo esto, el *New England Journal of Medicine* publicó, hace aproximadamente 15 años, el extraordinario caso de un hombre de 88 años de edad, empleado de una granja, que había comido una media de ¡20 huevos diarios! durante más de 15 años sin, al parecer, verse por ello afectado. Tenía normal el nivel de colesterol en sangre y no mostraba indicios de arteriosclerosis.

Como vemos, las pruebas son abrumadoras, es evidente que cuando se intenta reducir el consumo de grasas en la dieta se reduce automáticamente la ingestión de proteínas, que ya a nivel medio era excesivamente baja.

Por tanto, podemos confirmar, sin lugar a dudas, que la verdadera causa del aumento de las enfermedades cardiovasculares es el reducido consumo de proteínas y su irregular ingestión, agravada frecuentemente por la exagerada reducción del consumo de grasas y el exceso de carbohidratos.

Lo dije en 1992 y lo repito ahora: **una persona perfectamente nutrida con la dieta isoproteica nunca contraerá enfermedades cardiovasculares.**

Además, hay que tener en cuenta lo siguiente:

- El colesterol sanguíneo se produce principalmente en el hígado y el acetil-Co A, que es el origen de los átomos de carbono en el colesterol, puede provenir igualmente de las grasas, los carbohidratos o las proteínas. Pero la proteína es un verdadero protector hepático y una dieta que incluya las necesarias proteínas en cada comida garantiza un buen funcionamiento del hígado.
- La producción de colesterol en el hígado parece estar regulada por un sistema de equilibrio biológico que hace que la cantidad de colesterol sintetizado se regu-

le automáticamente, o sea, que dentro de unos límites, cuanto más colesterol o grasa se ingiera con la dieta menos se producirá en el hígado, siempre y cuando éste funcione correctamente. Por el contrario, una reducción importante en la ingestión de grasas, principalmente monoinsaturadas y poliinsaturadas, obliga al hígado a producir grandes cantidades de colesterol.

- El corazón, pese a ser involuntario, es un músculo estriado que se está degenerando y regenerando constantemente, para lo cual requiere proteínas o aminoácidos externos y grasas esenciales. Por tanto, es evidente que una dieta con insuficiente aporte proteico y baja en grasas no sólo debilitará nuestros músculos sino también nuestro corazón, favoreciendo un posible infarto. Son bastante frecuentes los ataques al corazón en corredores de fondo y personas que practican regularmente footing de forma extenuante, personas que teóricamente deberían tener un corazón fuerte y sano. Pero cuando no ingieren las suficientes proteínas y grasas, el esfuerzo continuo y agotador, sin los necesarios períodos de recuperación, agotará las reservas de glucógeno muscular y hepático, incluidas las reservas de glucógeno en el corazón, por lo que es muy fácil que se produzca un colapso cardíaco.
- Todas nuestras arterias están rodeadas por dos capas de tejido muscular, una de fibras lisas circulares y otra de fibras elásticas longitudinales que, mediante un imperceptible movimiento peristáltico, ayudan al corazón en la impulsión de la sangre. Es indudable que una dieta baja en proteínas y grasas, que provoca pérdida de tono muscular (como se aprecia en la mayoría de las personas con sobrepeso), atrofiará también

esas fajas musculares de las arterias, sobrecargando el corazón y provocando hipertensión arterial. Esa pérdida de tono muscular de las paredes de las venas y arterias es la verdadera causa de las varices externas e internas.

- Esta misma pérdida de capacidad de contracción y expansión de las arterias es la que las predispone para lo que comúnmente se llama «endurecimiento de las arterias», facilitando la implantación de la placa de ateroma que dará inicio a un proceso arteriosclerótico.

Aunque no tiene nada que ver con el corazón, vamos a aprovechar para comentar, por primera vez, la verdadera causa de las antiestéticas estrías. Todo el mundo sabe que las estrías se originan cuando se estira la piel, sea por engordar o por un embarazo, pero lo que nunca se ha sabido explicar es por qué a unas personas se le producen con muchísima facilidad y a otras nunca.

Las estrías son cicatrices lineales producidas por la rotura de las fibras de la dermis o capa profunda de la piel. Cuando la piel se estira por alguna de las causas mencionadas, si la persona está bien nutrida jamás se le formarán estrías, pero si lleva una dieta pobre en proteínas e insuficiente en grasas las fibras de la dermis, que tienen un fuerte componente muscular, al estar pobremente nutridas (recordemos que la grasa es la que permite la elasticidad de la piel) en vez de estirarse se rompen. Al romperse una de esas fibras aumenta la tensión sobre las laterales, que también se rompen, y así sucesivamente hasta que se va produciendo una rotura lineal, que al principio es de un color violáceo (porque se trata de una herida) y que al cicatrizar queda de color blanco para toda la vida. Es el mismo proceso que da lugar a las varices y se produce por la misma causa: la malnutrición.

Ahora se comprenderá fácilmente porque son tan frecuentes las varices y las estrías entre las personas que sufren el efecto yoyó debido a la malnutrición o entre las embarazadas, que, por no engordar mucho, dejan de comer o hacen una dieta pobre en proteínas y grasas. Y también se comprenderá que si ése es el efecto que la malnutrición causa a la madre, qué no le causará al feto, que está en plena formación.

Mientras escribo este libro se publica en la prensa norteamericana la siguiente noticia:

NUEVAS PAUTAS
PARA DIAGNOSTICAR LA HIPERTENSIÓN

En una considerable revisión, las autoridades nacionales de la salud dijeron que los niveles anteriormente considerados normales o fronterizos de tensión sanguínea indican un cambio prehipertensión. Además, aconsejaron a quienes tengan dichos niveles tomar medidas para prevenir la hipertensión.

Los cambios anunciados en las nuevas pautas difundidas ayer abarcan a quienes tienen presión hasta de 120 sobre 80, que antes se consideraba ideal.

No queremos asustar al público sino movilizarlo. Aun los pequeños cambios en la presión sanguínea son importantes, dijo el doctor Aram Chobanian, decano de la Escuela de Medicina de la Universidad de Boston y titular del comité que redactó las nuevas normas.

Unos 50 millones de personas en Estados Unidos se encuentran en este cuadro de prehipertensión, dice el Instituto Nacional

Cardíaco, Pulmonar y Sanguíneo, que emitió las recomendaciones. El cambio responde a recientes estudios, según los cuales el riesgo de enfermedad cardíaca comienza a niveles de tensión sanguínea inferiores a la que se suponía.

1) La mayoría de quienes padezcan de hipertensión necesitarán, al menos, dos medicamentos para controlar esa peligrosa situación.

2) Para la mayoría de los pacientes uno de esos dos remedios podría ser un diurético.

3) La presión sanguínea se mide según dos cifras. La mayor es la más importante para la gente de más de 50 años, algo que no todos comprenden. En todo caso, ese número debe estar por debajo de 140.

Las pautas recomiendan a los médicos tratar la hipertensión más enérgicamente y observan que casi un tercio de quienes la padecen no lo saben.

Además, dos tercios de los pacientes a quienes se les ha diagnosticado no tienen la situación bajo control. A menudo, porque los médicos vacilan en recetar un segundo o tercer remedio, dijo el doctor Daniel Jones, de la Asociación Cardiológica estadounidense, coautor de las normas.

Unos 50 millones de personas en Estados Unidos padecen hipertensión, que puede desde no causar síntomas hasta producir daños. Se considera hipertensión un nivel de 140 sobre 90 o más. Ese nivel no varía en las nuevas normas.

Según esto, los que estamos sanos no es que lo estemos, es que somos ¡preenfermos! Calcule el lector cuánto suponen 50 millones de personas tomando 2 o 3 medicinas a diario. Y piense en los efectos secundarios que producen esos fármacos antihipertensión.

El verdadero problema consiste en que los doctores responsables están tan ocupados y preocupados por contrarrestar la epidemia de la enfermedad cardiovascular mediante fármacos que no les cabe en la cabeza, ni se plantean, que se pudiera evitar y prevenir con sólo cambiar las nefastas costumbres alimenticias de los norteamericanos.

Se ha llegado a tal extremo que ha entrado en servicio un sistema de limpieza de la sangre llamado aféresis LDL. Mediante una máquina (Liposorber) se bombea la sangre a través de un filtro que extrae el colesterol para luego devolverla limpia al cuerpo. El problema es que hay que repetirlo cada dos semanas, pues el cuerpo del paciente se encarga de volver a acumular el colesterol casi inmediatamente, aunque no esté tomando alimentos que lo contengan. **Esto tira por tierra, definitivamente, la teoría mantenida durante tantos años de que para bajar los depósitos de colesterol debemos evitar los alimentos que lo contienen.**

Es muy posible que cuando comento lo abandonada que está la cuestión de la nutrición en los países desarrollados a algunos les pueda parecer exagerado, pero para que se pueda valorar hasta qué punto la medicina ignora las cuestiones relacionadas con la nutrición, voy a transcribir una noticia transmitida por la agencia EFE desde Washington y aparecida en el diario *El Nuevo Herald*, de Miami, el 18 de mayo de 2003:

LOS NIÑOS HOSTILES TIENEN RIESGO DE SER CARDÍACOS. RECOMIENDAN CONTROLAR LA IRA PARA PREVENIR DAÑOS AL CORAZÓN

Los niños hostiles tienen más riesgo de sufrir problemas cardiovasculares, según un estudio publicado ayer en la revista *Health*

Psichology. Los investigadores entrevistaron a 134 estudiantes de Pennsylvania dos veces con tres años de diferencia y comprobaron que los niños que mostraban altos niveles de hostilidad en la primera entrevista tendían a sufrir el síndrome metabólico en la segunda. El síndrome metabólico precede a las enfermedades cardiovasculares y entre sus síntomas se encuentran la obesidad, la resistencia a la insulina, un elevado nivel de colesterol y la presión alta.

Por ello, Karen Matthews, una de las autoras del estudio, concluyó que es necesario actuar temprano para «reducir la hostilidad en la gente joven y prevenir los precursores de las enfermedades cardiovasculares», como la obesidad y la diabetes tipo II, que se han convertido en un problema de salud muy grande para los niños de Estados Unidos.

Otros estudios han documentado que la agresividad aumenta el riesgo de sufrir del corazón entre los adultos. Los participantes en esta investigación fueron niños de 8 a 10 años y jóvenes de 15 a 17, blancos y negros de Pittsburgh.

Los investigadores comprobaron que era más probable que aquellos que manifestaron una elevada hostilidad en su primera entrevista sufriesen el síndrome metabólico, especialmente obesidad y resistencia a la insulina, tres años más tarde en comparación con los que no eran agresivos.

El estudio no ofrece respuestas específicas sobre cómo se produce esta conexión, pero los científicos aventuraron que el proceso de maduración sexual podría influir.

Sinceramente, esto es confundir la causa con el efecto. Lo que está claro con este estudio es lo que venimos comentando desde el principio, los niños malnutridos y con tendencia a la obesidad tienen más propensión a las enfermedades cardíacas y además son más agresivos. Y todo ello porque es evidente que esos niños, al estar peor nutridos, tienen un peor funcionamiento de todo su organismo, incluido el cerebro.

¡Pero lo que no puedo entender es a quién se le puede ocurrir que los niños, por ser más agresivos, van a engordar, enfermar del corazón o hacerse resistentes a la insulina!

Para dejar esto más claro, voy a repetir un párrafo que está en el primer capítulo y que quizá en aquel momento pudo parecer exagerado: «La invasión de la grasa en el cerebro de los niños y la malnutrición que la ha generado no sólo les hace menos inteligentes, sino que al dificultarles la comprensión de las cosas les vuelve más intransigentes, rebeldes, hostiles y propensos a la mala educación, la conflictividad y la delincuencia. Son víctimas fáciles de los traficantes de drogas debido a su inseguridad».

Termino este capítulo afirmando que **las enfermedades cardiovasculares son la consecuencia de dos procesos degenerativos: el del hígado, que produce un exceso de mal colesterol (LDL), y el del músculo cardíaco y del sistema cardiovascular, atrofiándolos. Ambos están provocados por años de una malnutrición continua. Ninguna persona verdaderamente bien nutrida llegaría a padecer esos procesos ni las consecuentes enfermedades cardiovasculares.**

8

DIETA ISOPROTEICA Y DIABETES

Diabetes, una enfermedad epidémica que podría ser erradicada mediante la nutrición.

La diabetes es una enfermedad que se caracteriza por una disminución de la capacidad del organismo para metabolizar correctamente los carbohidratos, lo que origina en el diabético la hiperglucemia o alto nivel de glucosa en sangre, produciéndose al mismo tiempo una glucosuria o aumento de la glucosa en orina, con poliuria o exceso de orina, que da lugar al síntoma más característico de esta enfermedad: la continua sensación de sed. Aunque se conoce desde hace unos dos mil años, fue en el siglo XVII cuando se descubrió que la orina de los diabéticos estaba cargada de glucosa, lo que le da un sabor muy dulce, como de miel, y por eso se le dio el nombre de *diabetes mellitus,* que significa 'con miel'.

Pese a ser una enfermedad conocida desde la antigüedad y haber sido estudiada exhaustivamente, se siguen desconociendo oficialmente las causas que la originan y no existe, de momento, forma alguna de curarla, excepto por el trasplante del páncreas o de células beta.

La diabetes es la consecuencia de un mal funcionamiento del páncreas, que actúa como una bomba reguladora del sistema de equilibrio biológico que controla el nivel de la glucosa en sangre. Resumiendo lo más posible el proceso, diremos que en el páncreas hay dos tipos de células: las alfa y las beta. Cuando tomamos algún alimento muy rico en azúcares o consumimos cualquier carbohidrato en exceso, se produce una fuerte subida de la glucosa en sangre, que sería muy peligrosa para nuestro organismo si no tuviéramos las células beta, que nos protegen segregando una hormona llamada insulina que activa todo un complejo sistema de mecanismos que neutralizan el exceso de glucosa, acumulándolo en grasas de reserva. Por el contrario, si una actividad física prolongada, la falta de alimentos o un exceso de insulina produce una bajada de la glucosa en sangre, que también sería peligrosa, las células alfa segregan una hormona antagónica llamada glucagón, que estimula la fosforilasa del hígado, haciendo que las reservas de energía, depositadas en el glucógeno hepático y en los depósitos grasos, se conviertan en glucosa que pasa al torrente sanguíneo y restablece el nivel adecuado.

Hasta hace unos 70 años se consideraba que todos los casos de diabetes eran iguales, aunque unos más intensos que otros. Actualmente, la diabetes se divide en dos enfermedades distintas que llamamos diabetes tipo I y diabetes tipo II, que, pese a presentar los mismos síntomas, se desarrollan de distinta manera.

La diabetes tipo I es la más grave y suele ser congénita. En ella, las células beta están dañadas y no tienen capacidad de producir insulina, por lo que es necesario que el paciente la reciba inyectada.

La diabetes tipo II suele desarrollarse a edades más avanzadas y es provocada por una dieta cargada de carbohidratos, cuyo exceso provoca secreciones constantes de insulina que, unidas a la malnutrición de todos los órganos internos que conlleva esa dieta, acaban por originar lo que se llama «resistencia a la insulina», que es el verdadero desencadenante de este tipo de diabetes, en el que paradójicamente coexisten altos niveles de glucosa con altos niveles de insulina.

En ambos casos, en los enfermos diabéticos, como su páncreas no segrega insulina o lo hace ineficazmente, el nivel de glucosa en sangre se mantiene muy elevado, lo que produce innumerables daños al organismo, hipertensión, alto colesterol, enfermedades cardíacas y obesidad en las primeras etapas. Y en etapas más avanzadas acabará dañando los riñones, los ojos, los huesos y los nervios, y hasta puede llegar a ocasionar la muerte. ¿Alguien se puede extrañar de que llame veneno al azúcar?

La insulina cumple infinidad de funciones: aumenta la difusión de la glucosa a través de las paredes de los capilares al líquido extracelular; estimula la deposición de glucógeno en el hígado utilizando la glucosa sanguínea; también en el hígado promueve la conversión de glucosa en ácidos grasos, que almacena en el tejido adiposo; disminuye la formación de nueva glucosa en hígado (gluconeogénesis), etc.

Como se ve, la acción de la insulina es muy compleja y el nivel de la glucosa en sangre es el resultado de un complicado sistema de equilibrios que pueden verse alterados por el mal funcionamiento del páncreas o del hígado.

Para determinar si una persona es diabética se realiza un análisis de tolerancia a la glucosa, que consiste en administrar al paciente en ayunas 50 gramos de glucosa y comprobar después el tiempo que su organismo tarda en eliminarla de la sangre. Una persona normal tardará aproximadamente unas dos horas en recuperar el nivel de glucosa en sangre que tenía en ayunas, de 80 a 100 miligramos por 100 cm^3 de sangre.

Si bien la medicina reconoce que la diabetes es incurable, un tratamiento adecuado puede hacerla prácticamente inofensiva. Los casos graves requieren la inyección de insulina por vía parenteral y los casos leves pueden controlarse con la administración de hipoglucemiantes orales y también, en muchos casos, con una dieta adecuada que implicará la reducción de carbohidratos y la dosificación de las comidas, haciendo 5 o 6 diarias, para evitar la posible concentración de azúcar como consecuencia de una comida copiosa. En definitiva, algo muy parecido a la dieta isoproteica, que sería lo ideal.

Está admitido generalmente que la diabetes tipo II es una enfermedad de origen genético (la tipo I es congénita, de nacimiento, la tipo II es genética, heredada), es decir, que si los padres son diabéticos los hijos también lo serán. Pero, por otro lado, cada día se admite con más fuerza que una dieta excesiva en carbohidratos es la verdadera desencadenante de la enfermedad.

En absoluto estoy de acuerdo en que la diabetes tipo II sea de origen genético, y soy el primero en decir claramente que creo que lo que se hereda son las costumbres alimenticias y que una persona bien nutrida jamás llegará a ser diabética, por mucho que sus padres y sus abuelos lo hayan sido.

De todas las enfermedades degenerativas se dice que tienen un fuerte componente genético porque estadísticamente se repiten de unas generaciones a otras, pero como nadie ha considerado nunca que la verdadera causa de todas estas enfermedades sea la malnutrición generalizada que padecemos, nadie se ha molestado en averiguar lo que pasaría si nutriéramos adecuadamente a esos descendientes de diabéticos. En estos últimos 20 años he tenido muchísimas experiencias con hijos de diabéticos, con hijos de personas muertas por infarto, con hijas de mujeres que tuvieron cáncer de mama o con hijos de padres obesos, y les puedo garantizar que, en todos los casos, después de un año de seguir la dieta isoproteica ninguno de estos hijos se parecían a sus padres, ni en el aspecto externo ni en la composición celular del interior de sus cuerpos. Es más, ninguno de ellos ofrece ningún síntoma de que pueda llegar a heredar la enfermedad de sus padres.

Tanto mis abuelos como mi madre murieron de diabetes. Mi genética es hoy, lógicamente, la misma que cuando tenía 40 años y pesaba 96 kilos de grasa. Por aquel entonces me pronosticaron que, con toda seguridad, sería diabético. Sin embargo, hoy tengo 65 años, peso 75 kilos de músculo y si sigo alimentándome igual, jamás padeceré esa enfermedad.

No soy el primero en defender este tratamiento nutricional radical como base de la terapia contra la diabetes, ya hace algunos años, el doctor Richard Bernstein, diabetólogo de Mamaroneck, Nueva York, y autor del libro *Diabetes Type II,* afirmó rotundamente que una dieta muy baja en carbohidratos es la base para cualquier tratamiento de diabetes, sea de tipo I o de tipo II, y que es imprescindible para poder controlar cómodamente la glucosa y hacer ese control compatible con la vida diaria.

En el caso de la dieta isoproteica, no sólo obtendremos esos beneficios, sino que el mantenimiento constante de aminoácidos circulantes en sangre que nos proporciona garantiza un perfecto funcionamiento del hígado y de todos los órganos internos y, naturalmente, mejora mucho el funcionamiento del páncreas, cuando las células beta no están muy dañadas.

En la conferencia de la Federación Internacional de Diabetes celebrada recientemente en París, los expertos estimaron que en todo el mundo los costes médicos directos de la atención a diabéticos ascienden a 150.000 millones de euros al año y en algunos países con alta incidencia la diabetes tiene un impacto económico superior al sida, como comentó en conferencia de prensa Williams Rhys, profesor de epidemiología clínica de la Universidad de Gales, y, como ratificó, recientemente, la Organización Mundial de la Salud (OMS): **la diabetes causa 3,2 millones de muertes al año. (Ya es más letal que el sida y se está convirtiendo en una «epidemia silenciosa».)**

Según el informe, el gasto total en el mundo por esta enfermedad en 2025 será de entre 200.000 y 400.000 millones de euros. Y el número de enfermos de diabetes aumentará de los 194 millones actuales a 333 millones.

HIPOGLUCEMIA

Debemos incluir en este capítulo algunos comentarios sobre la hipoglucemia, que es una enfermedad, o, mejor dicho, un estado anormalmente bajo y continuo de los niveles de glucosa en sangre.

Una dieta con exceso de carbohidratos y de muy bajo valor nutritivo impone esfuerzos excesivos al páncreas, provocando la constante producción de insulina. Si las células alfa resultan afectadas antes que las beta y no segregan suficiente glucagón, o el hígado, que debería ayudarle a restablecer el nivel de glucosa extrayéndola del glucógeno almacenado y de los depósitos de grasa, no funciona correctamente, o por la constante repetición de estos estímulos ha llegado a hacerse reticente y sólo reacciona ante situaciones de extrema tensión con ayuda de la adrenalina, o por una malnutrición continua se ha llegado a un agotamiento de las reservas de glucógeno hepático, en cualquiera de esas situaciones se puede dar un problema de hipoglucemia.

Los síntomas incluyen fatiga, debilidad, mareo, palpitaciones, dolores de cabeza, sudores fríos, hambre repentina, irritabilidad, etc. En casos graves se puede llegar a la depresión, ansiedad, hostilidad, violencia, etc., y en casos extremos, al coma hipoglucémico.

Las personas que sufren de hipoglucemia imaginan que mejoran al tomar dulces, café o alcohol. Pero esa sensación es sólo temporal, pues muy pronto descargarán en el torrente sanguíneo otra cantidad de insulina que reducirá aún más el nivel de glucosa, produciéndose un círculo vicioso muy peligroso.

Para mí, está muy claro que el verdadero culpable de la degeneración del páncreas que conduce a la diabetes y a la hipoglucemia no es sólo el exceso de carbohidratos en la dieta sino, fundamentalmente, la falta de proteínas y grasas monoinsaturadas que ese exceso conlleva, incluso en la diabetes tipo I, debida a la falta de esos nutrientes durante el embarazo de la madre. A pesar de tratarse de enfermedades muy estudiadas, creo que falta mucho por aprender sobre los efectos de las costumbres alimenticias en el desencadenamiento de ambas.

Es paradójico que se sigan haciendo a los diabéticos recomendaciones nutricionales que se han demostrado ineficaces y contraproducentes. En mayo de 2003 pude comprobar como en el programa de Televisión Española *Saber Vivir*, dedicado a la diabetes, no se hizo la más mínima mención a la importancia de las proteínas y las grasas en la nutrición del diabético. Para el que viera este programa, y otros muchos que se realizan en otros países, parecería que lo único importante para un diabético son los carbohidratos, con la única recomendación de que coman menos carbohidratos simples y más carbohidratos complejos. Que si comían un plátano, que comieran sólo medio. Que si tomaban un vaso de zumo de naranja, era mejor que se tomaran la naranja completa, porque tomarían más fibra, etc.

La **infravaloración de las proteínas** ha llegado a tal extremo que Arthur Agatston, el autor de *The South Beach Diet*, el libro de dietas de más éxito en los últimos tiempos, ha publicado un libro complementario titulado *Good Fats, Good Carbs Guide* («La guía de las buenas grasas y los buenos carbohidratos»), donde relaciona la cantidad de carbohidratos, azúcares simples y grasas que contienen todos los alimentos, pero se olvida totalmente de la existencia e importancia de las proteínas. Quien lo lea sin la suficiente preparación llegará a la falsa conclusión de que lo único importante en nutrición son las grasas y los carbohidratos.

No entienden que a la diabetes se ha llegado por la malnutrición, pero sobre todo por la desnutrición de elementos esenciales como proteínas, grasas, vitaminas y minerales. Tampoco comprenden que si lo único que hicieran los diabéticos fuera tomar menos carbohidratos, su páncreas y todo su organismo estaría menos agredido, pero igual o peor nutrido. No les entra en la cabeza que no basta con reducir lo malo, sino que hay que incrementar lo bueno y hacerlo de forma que el cuerpo de los diabéticos lo pueda asimilar, fundamentalmente en las etapas iniciales de la diabetes tipo II, ni que el hecho de que puedan necesitar azúcar en un momento de urgencia, por una bajada de glucosa, no quiere decir que deban seguir tomando azúcar o carbohidratos para luego tener que ponerse más insulina. Ni entienden que un diabético pueda vivir sin apenas tomar carbohidratos, ni que una persona normal pueda vivir sana sin tomar tampoco carbohidratos.

He tratado nutricionalmente a muchos diabéticos, siempre colaborando con sus médicos, y en todos los casos en los que han seguido una dieta prácticamente exenta de carbohidratos han obtenido resultados muy positivos para su salud y también para su enfermedad.

Para que el lector pueda comprender hasta qué extremo la medicina actual ha ignorado la importancia de las proteínas en la nutrición y la importancia de mantener bien nutrido el organismo para preservar la salud, mencionaré las conclusiones de un reciente estudio realizado por el psiquiatra Antonio Convit y otros investigadores de la Facultad de Medicina de la Universidad de Nueva York, en el que se observó que las personas diabéticas, e incluso las prediabéticas, presentaban dificultades de memoria y una fuerte atrofia o disminución de volumen del hipotálamo, la parte del cerebro donde se concentra la capacidad de memorizar.

Como no comprenden que los diabéticos puedan estar malnutridos y debido a ello se les atrofie el páncreas, tampoco entienden que sea esa misma malnutrición la que les atrofie el hipotálamo. La conclusión del estudio fue que, posiblemente, los diabéticos, a pesar de tener exceso de glucosa, no sean capaces de proporcionarle al hipotálamo la energía (glucosa) que necesita para trabajar adecuadamente.

En definitiva, la medicina reconoce ignorar la causa de la diabetes porque nunca se ha considerado que su origen y causa sea la degeneración del páncreas producida por la malnutrición generalizada que padece la mayoría de la humanidad.

Aseguro que una persona verdaderamente bien nutrida jamás será diabética y que un diabético bien nutrido siempre necesitará menos insulina o menos hipoglucemiantes orales. La dieta perfecta para un diabético es la dieta isoproteica.

9

DIETA ISOPROTEICA Y LONGEVIDAD

Tarde o temprano encontraremos la fuente de la eterna juventud si la buscamos en la nutrición.

«El elixir de la eterna juventud», la posibilidad de alargar la vida y mantener la plenitud de las facultades físicas y mentales ha sido uno de los deseos más anhelados de la humanidad.

Ya en 1964 el doctor Alex Confort, el más importante gerontólogo de Inglaterra, escribió en su tratado *Aging. The Biology of Senescence:* «Si mantuviéramos a través de toda nuestra vida la misma resistencia a la tensión, al daño corporal y a la enfermedad que teníamos a la edad de 10 años, alrededor de la mitad de nosotros podría esperar, hoy día, seguir viviendo dentro de 700 años».

Indudablemente, parecen un poco exageradas las previsiones del doctor Confort y algo simples sus condicionantes, pero es evidente que cada día existen más pruebas de que el deterioro físico, que suele acompañar a la edad, tiene mucha más relación con las pésimas costumbres alimenticias y la malnutrición generalizada que padecemos que con el paso de los años.

Es imposible calcular el envejecimiento por el número de años vividos, puesto que hay personas de 40 años que presentan múltiples síntomas de vejez, mientras que otros de 60 años disfrutan plenamente de su vida, tanto a nivel físico como mental.

La edad cronológica no es la edad biológica por tres razones fundamentales:

1) Aunque los valores estadísticos promedio de muchas funciones corporales declinan con los años, hay unas enormes variaciones entre personas de la misma edad y algunas no presentan, prácticamente, ningún declive hasta edades muy avanzadas.

   Lo que indica bien a las claras que lo que algunos llaman envejecimiento natural e inevitable no es ni una cosa ni otra. Es, simplemente, lo que le sucede a la mayoría, porque la mayoría padece, más o menos, el mismo tipo de nutrición deficiente durante toda su existencia, siendo ésta la verdadera causa de la rápida degeneración tisular. Como afirma el profesor John Rowe, de la división de envejecimiento de la Universidad de Harvard: «La medida de los cambios degenerativos producidos por la edad, en muestras representativas de la población, crea una gerontología falsa, una gerontología de lo que sucede a la mayoría, no de lo que debería suceder».
2) El aumento de la presión arterial en las poblaciones occidentales, que es una de las características más atribuidas al envejecimiento y solía considerarse parte inevitable del mismo, no se produce en todos los individuos ni en todos los grupos de población. Se ha demostrado que hay numerosos grupos de población, la mayor parte aislados de la sociedad occidental, donde los ancianos tie-

nen la misma presión arterial que los jóvenes, a pesar de no estar perfectamente nutridos. Cuando miembros de estos grupos emigran a Occidente su presión arterial comienza a subir en muy poco tiempo. Es evidente que no tiene que ver con el envejecimiento, sino con el estilo de vida y la nutrición occidental.

3) Otra característica tradicional del envejecimiento, como es el declive progresivo de la capacidad del cuerpo para metabolizar el azúcar, es en realidad una enfermedad degenerativa susceptible de reversión, como afirma el doctor Michael Colgan, director del Instituto Colgan de Ciencias de la Nutrición de California: «La elevación de la glucosa sanguínea y de los triglicéridos, acompañada de la elevación de los niveles de insulina, que han sido asociados con la arteriosclerosis en nuevos estudios, incrementan el riesgo de adquisición de diabetes tardía. La causa se llama resistencia a la insulina y solía creerse que era una parte inevitable del envejecimiento. Ahora sabemos que está relacionada con errores en la dieta y la malnutrición».

O como dice el doctor Arnol E. Bender, profesor de nutrición de la Universidad de Londres: «Existen pruebas de que la malnutrición es la causa fundamental del deterioro de la salud de los ancianos. Y hay cierta evidencia de que a medida que avanzan los años son mayores las necesidades de ciertos nutrientes y también parece posible una parcial adaptación a dietas pobres en proteína, con lo que se disimularían los signos de malnutrición».

Todo parece indicar que **la verdadera fuente de la eterna juventud radicaría en una perfecta nutrición que asegurara la permanente y completa regeneración de nuestras célu-**

las a la misma velocidad a la que se degeneran. Pero hay otro capítulo en el que también nos falta mucho por aprender, el de la estimulación de la secreción hormonal o reemplazo hormonal que nos conduzca a esa perfecta regeneración.

Hace muchos años que se conoce la importancia de las hormonas en todos los procesos vitales, pero el desarrollo de terapias hormonales ha sufrido muchos retrocesos debido a la complejidad que entrañan. Generalmente, cuando se han administrado hormonas para el tratamiento de patologías o deficiencias naturales, han terminado atrofiando las glándulas productoras de esas mismas hormonas, haciendo peor el remedio que la enfermedad. Pero también ha habido éxitos espectaculares.

Durante la última década se han desarrollado estudios muy prometedores sobre la llamada hormona de la eterna juventud, la hormona del crecimiento, hormona somatotropa o GH. Esta hormona se ha utilizado para el tratamiento de niños con problemas de crecimiento, para pacientes con graves quemaduras o lesiones de los tejidos o para la recuperación de grandes operaciones. Su utilidad parece no tener fin.

La hormona del crecimiento se produce en el lóbulo anterior de la hipófisis, bajo control del hipotálamo. Es una de las proteínas más complejas del organismo, está formada por 188 aminoácidos e interviene en muchísimas funciones: favorece el proceso del crecimiento, mejora la reparación de los tejidos, estimula la regeneración y fortalecimiento muscular y moviliza los depósitos de grasa, favoreciendo su uso como combustible.

Sus efectos antienvejecimiento parecen ampliamente demostrados. En 1990 se publicó en el *New England Journal of Medicine* un estudio realizado por el doctor Daniel

Rudman, del Colegio de Médicos de Wisconsin, en el que se experimentó con un grupo de personas de 61 a 81 años a las que se administró pequeñas cantidades de la hormona del crecimiento. Los resultados fueron espectaculares. En sólo 6 meses la masa muscular aumentó un 8,8%, mientras que la grasa disminuía en un 14%, aumentó la densidad de los huesos y el grosor de la piel, cambios que, según el doctor Rudman, equivalían a un rejuvenecimiento de 10 a 20 años.

Se han realizado muchos otros estudios con culturistas y halterófilos que utilizan esta hormona desde hace bastante tiempo con muy buenos resultados. Pero como en la mayoría de los países la hormona del crecimiento se considera un producto dopante para los deportistas su uso está muy restringido, lo que ha dado lugar a que aparezcan en México y otros países un gran número de clínicas dedicadas a realizar tratamientos con esta hormona. Es un campo muy prometedor que aún requiere de muchos estudios que logren su inocuidad. Las últimas investigaciones apuntan a una posible utilización de «células madre» que restablezcan la producción hormonal de la juventud.

Lo que sí está plenamente demostrado es que las dietas altas en carbohidratos que favorecen el aumento de la glucosa en sangre y la obesidad, junto con los ejercicios excesivamente prolongados y extenuantes o la falta de sueño, provocan una fuerte disminución en la producción de la hormona del crecimiento, mientras que una dieta con la cantidad adecuada de proteínas, muy baja en carbohidratos y con suficientes grasas (ácidos grasos monoinsaturados y poliinsaturados), un sueño suficiente y reparador, junto con el ejercicio adecuado, estimulan la secreción de la «hormona de la juventud».

Como ya he comentado, mi objetivo es batir el récord de longevidad, actualmente establecido en 122 años, y el lograrlo requiere una dedicación permanente. La batalla contra la degeneración celular hace necesario que me mantenga perfectamente nutrido la mayor parte del tiempo, puesto que esa degeneración es un proceso constante durante las 24 horas del día.

Por desgracia, las ocupaciones normales, la falta de tiempo y los requisitos del trabajo me distraen frecuentemente y hacen que a veces se me olvide comer a la hora adecuada o tener a mano los nutrientes que necesito. Aunque procuro que mi nutrición sea lo más perfecta posible, la realidad es que el tiempo no se puede detener y cada hora que mi cuerpo pasa sin los nutrientes necesarios provoca una pérdida de terreno irreversible. De todos modos, hay que tener presente que comencé con la dieta isoproteica a los 40 años y con una salud bastante deteriorada, por lo que mi caso no es totalmente representativo.

En la actualidad existen varios grupos de científicos que estudian la prolongación de la vida humana, pero hasta ahora todos buscan una modificación genética o una manipulación de las células que sea como la varita mágica que nos alargue la vida. No se dan cuenta de que mientras el hombre siga provocando su propia muerte por no cuidar la nutrición y regeneración de sus células, ninguna píldora milagrosa ni varita mágica podrá evitar su degeneración. Sinceramente, creo que ése no es el camino.

En los últimos años la comunidad científica internacional ha aceptado como buena la teoría que atribuye el envejecimiento y la degeneración celular a la acción oxidante de los radicales libres, y en consecuencia se han creado miles de productos que contienen los llamados antioxidantes, que se venden como protectores contra el envejecimiento. También en esto creo que se está haciendo, una vez más, una montaña de un grano de arena y se están olvidando los factores nutricionales fundamentales que condicionan el envejecimiento.

En abril de 2004 se publicó en Madrid un estudio de la Universidad San Pablo CEU que aseguraba que «a partir de los 40 años las necesidades de energía disminuyen un 5% cada década». Con lo que el lector lleva leído hasta aquí, creo que se dará cuenta de que esto no debería ser así, las necesidades de energía de una persona no aumentan o disminuyen en función de la edad, sino en función de la actividad física y del porcentaje de músculo y grasa en el cuerpo. **Las frecuentes recomendaciones de que las personas mayores coman menos no están beneficiando a la salud de estas personas, sino acelerando su envejecimiento al agravar su malnutrición.**

Resumiendo, nuestro cuerpo se compone de unos 60 billones de células de diversos tipos que se degeneran y regeneran a ritmos diferentes. Unas se regeneran muy rápidamente, otras más lentamente y algunas, como las neuronas, se consideran prácticamente irregenerables. Pero lo que parece cierto es que la velocidad de degeneración de las células se acelera con la edad, por lo que es lógico suponer que la nutrición, que es la encargada de regenerar las células y mantener su funcionamiento, requiera una especial atención en las personas mayores, cuidando de que el aporte de nutrientes esenciales para la regeneración (proteínas, grasas, vitaminas y minerales) sea el adecuado, aun cuando si existe una disminución de la actividad física se deba contrarrestar con una disminución de combustible (carbohidratos).

Este tipo de nutrición, que sería ideal para las personas de edad avanzada, coincide a la perfección con las reco-

mendaciones de la dieta isoproteica, por lo que es lógico deducir que esta dieta es la más adecuada para prolongar la vida y mejorar su calidad.

El cuerpo humano es la máquina más perfecta y el día que aprendamos a regenerar sus células a la misma velocidad e intensidad con que se degeneran, «el hombre volverá a ser inmortal».

Hay algo que nadie ha dicho hasta ahora claramente: «Prácticamente, nadie muere de viejo, la primera causa de defunción son las enfermedades cardiovasculares (más del 50%), la segunda el cáncer, la tercera la diabetes, etc., quitando los accidentes, las enfermedades contagiosas, los crímenes, etc., **las causas de defunción son enfermedades degenerativas, producidas por una malnutrición continua, que podrían haberse evitado».**

10

DIETA ISOPROTEICA Y ESTREÑIMIENTO

No menospreciemos una enfermedad
que nos puede matar.

Aunque generalmente no se da mucha importancia al estreñimiento en los libros de nutrición, he decidido dedicarle un capítulo porque, además de considerarlo un tema muy importante para el que lo sufre, es muy frecuente entre las personas que han padecido megarexia, entre las que arrastran desde hace muchos años la obesidad y, principalmente, entre las que han sufrido el efecto yoyó en varias ocasiones.

La medicina, como sucede con todas las enfermedades degenerativas, sabe lo que es el estreñimiento y cómo tratarlo pero desconoce su origen. Me propongo explicar, por primera vez y con claridad, la verdadera causa que lo origina y cómo evitarlo o contrarrestarlo.

Según la medicina actual, el estreñimiento se debe a un mal funcionamiento del intestino grueso que provoca el estancamiento de las heces fecales. Tradicionalmente, se ha considerado como una consecuencia de la vida sedentaria y de una alimentación pobre en fibra. El estreñimiento crónico es un mal endémico en las sociedades industrializadas, más de la mitad de las personas que he tratado por sobrepeso tenían problemas, más o menos graves, de estreñimiento.

Aparte de las molestias directas que produce: malestar, sensación de repleción, gases, etc., es muy perjudicial para la salud de la persona por los efectos secundarios que origina, como la formación de toxinas y sustancias perjudiciales, resultantes de los procesos de putrefacción que se desarrollan en esta fase de la digestión y que, disueltos en agua, pueden atravesar la pared intestinal llegando a incorporarse a la sangre y dificultando el funcionamiento del hígado, lo que puede provocar retenciones de líquidos, celulitis, dolor de cabeza, etc., y de una forma mecánica, contribuye a la formación de hemorroides y fístulas en el ano. El cáncer de colon, una de las enfermedades más temidas de nuestra era, está directamente relacionado con el estreñimiento y es prácticamente desconocido entre las poblaciones que tienen dietas muy nutritivas.

Cuando hacemos una dieta que contiene poca fibra indigerible y que está compuesta fundamentalmente de azúcares, féculas, almidones, proteínas y grasas, que son alimentos que apenas dejan residuos, el volumen de la masa fecal será muy reducido, por lo que circulará más lentamente por el intestino. Esa escasez de volumen de las heces es una de las causas del estreñimiento, aunque no la más importante, como veremos a continuación. Por fortuna, este problema es bastante fácil de corregir. Bastará con ingerir productos que tengan un alto contenido en fibra, como son las verduras, las frutas o los cereales completos. Y si fuera necesario, tomar una o dos cucharadas soperas al día de salvado de trigo o fibra de *psyllium,* que, al estar compuestos casi exclusivamente por celulosa indigerible, aumentan mucho el volumen de las heces y las hacen más blandas, con lo que facilitan el tránsito intestinal.

Hay que tener en cuenta, para los que no lo han tomado nunca, que los concentrados de fibra no son laxantes que actúen inmediatamente, en ocasiones tardan uno o dos días en hacer efecto. Lo importante es tomarlos todos los días. La hora más adecuada para el que sólo necesita una toma diaria puede ser por la mañana, con el desayuno, y se puede tomar disuelto o suspendido en agua, leche, yogur o en un batido de proteínas, para aquellos que sigan la dieta isoproteica. Una vez que se acostumbra uno no resulta desagradable, aunque para los que lo prefieran pueden elegir comprimidos de fibra, que son más fáciles de tomar y causan similares efectos.

Según mi criterio, la verdadera causa del estreñimiento no es la falta de fibra sino, en el 90% de los casos, la pérdida de tono muscular del intestino grueso, consecuencia de una alimentación pobre en proteínas y grasas y excesiva en carbohidratos.

Esa pérdida de tono muscular o debilitamiento de las fajas musculares que recubren el intestino grueso es lo que le hace perder su capacidad de contraerse o que la contracción sea tan débil que no le permita cumplir con su función de impulsar el movimiento de las heces fecales a través de su último recorrido por el sistema digestivo.

Este problema, como siempre sucede con las enfermedades degenerativas, no ha recibido la atención que merece por parte de los especialistas. De hecho, nunca lo he visto comentado en ninguno de los libros que tratan del tema.

Nadie le da importancia a la pérdida de tono muscular en todo el organismo producida por la malnutrición, cuando en realidad es la verdadera causante de todas las enfermedades degenerativas. Quizá porque como la mayoría de los médicos considera iguales todos los alimentos y para ellos sólo cuentan las calorías, no han considerado que en el mundo desarrollado pueda haber malnutrición, simultánea con un exceso de calorías.

Recordemos que el peristaltismo intestinal, que es el movimiento que obliga a circular las heces por el intestino grueso, se realiza mediante una serie de contracciones y distensiones de la faja muscular que rodea al mismo y a cada uno de los divertículos o ensanchamientos que lo componen. Si esa faja muscular se ha distendido y ha perdido tono y eficacia por una alimentación deficiente en proteínas, los divertículos van perdiendo capacidad de contracción y distendiéndose, permitiendo que las heces se acumulen en su interior y dando lugar al estreñimiento crónico, lo cual puede llegar a provocar una diverticulosis o la tan peligrosa diverticulitis.

En los casos en que la pérdida de tono muscular ha sido muy grande, o se ha padecido de estreñimiento crónico durante muchos años, o esa pérdida de tono muscular ha sido acrecentada por el uso de sedantes o analgésicos, se puede hacer imprescindible el uso de los laxantes que recomendará el médico o de las hierbas de efecto laxante que se pueden encontrar en herbolarios o farmacias. Pero los laxantes, que tienen también muchos efectos secundarios indeseables, sólo deben utilizarse de manera provisional y siempre ayudados por la fibra, hasta que se vaya recuperando y fortaleciendo el necesario tono muscular del intestino.

Es indudable que la finalidad principal de la dieta isoproteica es la de fortalecer y mejorar el tono muscular de todo el organismo y que siguiéndola iremos recuperando también el de la faja muscular que rodea al intestino. Pero como éste es un proceso largo, por tratarse de fibras musculares involuntarias que no podemos «entrenar» a voluntad, se hace necesario utilizar las técnicas explicadas anteriormente para aumentar el volumen de las heces.

Quiero comentar una experiencia personal que creo que puede ser útil para muchas personas. Cuando hace 25 años me encontraba en el peor estado físico de toda mi vida y llegué a pesar 96 kilos de grasa, tenía graves problemas con mi estómago y con mi aparato digestivo en general y estaba dispuesto a operarme de apendicitis, ya que en las radiografías que me habían hecho se veía el apéndice prácticamente obstruido, lo cual suponía un peligro latente de rotura. Como además padecía de estreñimiento crónico y acababa de ser operado de hemorroides, todo parecía indicar que era un candidato con muchas posibilidades de padecer una apendicitis.

Afortunadamente, en aquella época acababa de formar una sociedad dedicada a la fabricación de alimentos complementarios para deportistas llamada Eurodietética Española S.A., en la que me había asociado con el doctor Rafael Santonja Gómez, uno de los mejores expertos en nutrición deportiva del mundo y actual presidente de la Federación Europea de Culturismo, quien me aconsejó que antes de operarme siguiera una dieta reforzada con un concentrado de proteínas y tres cucharadas diarias de salvado de trigo para normalizar el tránsito intestinal, porque, según me dijo, quizá no necesitaría operarme tan rápidamente. Después de tres meses de estar siguiendo ese plan, que ya nunca he abandonado, repetí las radiografías de apéndice, con la agradable sorpresa de ver que éste aparecía limpio y desatascado. Nunca más me volvió a molestar.

En resumen, la dieta isoproteica permite mantener o ayuda a recuperar lentamente el tono muscular del intestino grueso. Y si éste se encuentra muy dañado, la adición de fibra vegetal indigerible nos permitirá evitar los efectos perjudiciales del estreñimiento.

II

DIETA ISOPROTEICA, ARTROSIS Y OSTEOPOROSIS

Nuestros huesos, dientes y articulaciones también están vivos y necesitan nutrirse adecuadamente.

La artrosis y la osteoporosis son otras de las enfermedades degenerativas que se han convertido en azote de la humanidad. Se calcula que sólo en Estados Unidos más de 30 millones de personas se encuentran gravemente afectadas por la artrosis y de 25 a 30 millones más la padecen en menor grado. Una de cada tres mujeres mayores de 45 años sufre de osteoporosis.

La medicina reconoce desconocer el origen de la artrosis, y se habla de «desgaste de las articulaciones», lo cual es un verdadero contrasentido, porque para mejorarla se recomienda hacer ejercicio. Si fuera un «desgaste», lo lógico es que con el ejercicio se deteriorasen más.

Es muy interesante la experiencia de Ana María Lajusticia, famosa bioquímica especializada en nutrición y autora de numerosos libros sobre estas cuestiones, uno de los cuales está dedicado a la artrosis, por haber sido ella una paciente de artrosis grave y de osteoporosis durante muchos años.

Cuenta Ana María que estuvo prácticamente desahuciada por tres médicos y que cuando decidió operarse un famoso cirujano se negó, diciéndole que aunque tenía 43 años su esqueleto parecía el de una persona de 80 y sus huesos no tenían ninguna vitalidad como consecuencia de la osteoporosis. Reconoce que era una comedora compulsiva de pan y que llevaba una alimentación muy pobre en proteínas.

Como consecuencia de la diabetes que padecía, se vio obligada a cambiar su dieta aumentando la ingestión de proteínas y repartiéndolas en cuatro o cinco comidas al día, al tiempo que aumentaba también la ingestión de alimentos ricos en magnesio. Este nuevo modo de comer le animó a mejorar y aumentar sus estudios de bioquímica, convirtiéndose en una de las especialistas más conocidas de España.

Nos cuenta que los médicos le decían que «esa enfermedad no tiene solución», que «el cartílago desgastado no se regenera jamás» y que «el desgaste es progresivo e irreversible», pero que en 30 años de visitas médicas nunca le preguntaron: «¿Qué come usted?», cuando eso era lo verdaderamente fundamental.

Después de muchos años de especialización en Bioquímica, que le permitieron descubrir la causa de su enfermedad y curarse, Ana María Lajusticia nos dice que «tanto la artrosis como la osteoporosis se reducen en esencia a un problema de formación de proteínas en el organismo» y que «la osteoporosis se reduce también a un problema de fabricación de proteínas, que es de lo que está constituida fundamentalmente la parte viva o matriz orgánica del hueso. Esta sustancia es la que fija el calcio en forma de fosfato de cal. Por ello, si el cuerpo no fabrica proteínas, el esqueleto no retiene el calcio».

También nos comenta que se encuentra frecuentemente con personas a las que se les ha recetado calcio para la osteoporosis. Como normalmente su dieta cubre las necesidades de calcio, este suplemento lo único que hace es depositarse en las arterias, pulmones, riñones y otros tejidos blandos, porque la descalcificación del esqueleto, en la casi totalidad de los casos, no se ha producido por falta de calcio, sino por la imposibilidad del hueso para fijarlo debido a la falta de formación de colágeno, es decir, de la parte viva y proteica del mismo.

Es también muy interesante la consideración de Ana María sobre el proceso de regeneración de los tejidos: «Los tejidos de nuestro cuerpo sufren un desgaste y una reposición continua día y noche. El recambio de las proteínas del hígado, que es una víscera que tiene a su cargo una enorme complejidad de transformaciones químicas, se hace en unos nueve días. El recambio de las proteínas y células de nuestros músculos y sangre, entre 120 y 180 días. Y el esqueleto tarda entre 2 y 6 años en reponer la parte viva del hueso y los cartílagos».

Es de suma importancia esta experiencia de Ana María Lajusticia, que corrobora una vez más la opinión que venimos exponiendo en este libro: las enfermedades degenerativas, entre ellas la artrosis y la osteoporosis, son la lógica consecuencia de una malnutrición generalizada durante años debido a la transformación de las costumbres alimenticias, en las que se ha ido reduciendo la ingestión de proteínas y grasas y se han sustituido por carbohidratos.

Por fortuna, es un problema reversible a largo plazo si mantenemos permanentemente la circulación de aminoácidos en sangre. Mediante la dieta isoproteica no solamente fortaleceremos y mejoraremos el tono muscular y los órganos internos, sino que también tendremos bien alimentado y fortalecido nuestro sistema óseo y los cartílagos de nuestras articulaciones, que, en definitiva, también son proteínas y grasas.

Es curioso y a veces decepcionante que resulte tan difícil hacer comprender una cosa tan sencilla y lógica: un cuerpo mal alimentado está débil, enfermo y deformado. Esto podemos verlo incluso en las plantas: si no las regamos y abonamos, languidecen, enferman y terminan por morir. Si las abonamos y las regamos crecen sanas, fuertes y vigorosas.

De todas las afirmaciones novedosas que presento, la que relaciona el efecto de la alimentación sobre el sistema óseo es la más fácil de demostrar, porque afortunadamente la densidad ósea se puede medir con exactitud mediante un simple análisis llamado densitometría. He tratado nutricionalmente a muchísimas mujeres que padecían de osteoporosis en mayor o menor grado y en todos los casos, al cabo de uno o dos años, se han producido recuperaciones espectaculares. **Por eso puedo afirmar categóricamente que la osteoporosis no es una enfermedad incurable, sino que es sólo la consecuencia de una mala alimentación y por tanto es totalmente reversible.**

Ni que decir tiene que cuanto hemos comentado en relación con las articulaciones y el sistema óseo es perfectamente aplicable a la parte más articulada y conflictiva de nuestro organismo, la columna vertebral. Un porcentaje muy elevado de las personas con sobrepeso que vienen a visitarme tienen problemas de desviaciones o lesiones de columna. Las cifosis (chepa), las lordosis (ensilladura) y, sobre todo, las escoliosis (curvatura lateral) son cada día más frecuentes, incluso entre niños y jóvenes.

También soy el primero en decir que no se necesita tener demasiados conocimientos de anatomía para darse cuenta de que la columna vertebral, que está formada por una serie de vértebras separadas entre sí por unos cojines de cartílago llamados discos intervertebrales y que se mantiene erguida gracias a unos potentes ligamentos que unen unas vértebras con otras y a las dos fajas de músculos paravertebrales y lumbares que recorren nuestra espalda de arriba abajo, se curva y se desvía como consecuencia del debilitamiento o atrofia de esos ligamentos y músculos que, de estar bien nutridos, la mantendrían erguida y recta.

Si tenemos en cuenta que los cartílagos o discos intervertebrales, que sirven de almohadilla entre las vértebras y les permiten articularse suavemente, están hechos de un material compuesto de proteína y grasa y son tan resistentes que soportan las enormes presiones que se producen en nuestra columna, comprenderemos que la base fundamental de la salud de la columna sea que esos discos y ligamentos estén bien nutridos y regenerados. Si además de nutrirlos bien, mantenemos entrenados y fuertes todos los músculos de la espalda la garantía de éxito en el tratamiento de las dolencias de columna está asegurada.

El único caso que no se puede arreglar con una buena nutrición y ejercicio es la hernia de disco, que se produce cuando un disco se rompe y permite la fuga de la médula espinal. En ese caso sólo queda recurrir a la cirugía.

Pero, por favor, si a usted le diagnostican una hernia de disco, antes de aceptar la operación pida una segunda opinión a otro médico. Le puedo garantizar que he tratado a cientos de personas a quienes les habían diagnosticado una hernia de disco y que en realidad sólo padecían una distensión de los ligamentos intervertebrales, que sí es recuperable mediante la dieta y el ejercicio. Lo que sucede es que los síntomas son los mismos, pues al separarse las vértebras como consecuencia de la distensión, también se produce una fuga de médula como en la hernia.

En los tratamientos de desviaciones de columna, como en tantas otras enfermedades degenerativas, la medicina no suele darle ninguna importancia a la nutrición ni a cambiar el tipo de alimentación de los pacientes y en muchos casos se les dice que se trata de malformaciones congénitas que no tienen solución. Se suele recomendar como ejercicio la natación pero, curiosamente, al intervenir todos los grupos musculares simultáneamente, es lo menos adecuado y efectivo para mejorar el tono muscular de la espalda.

Como veremos en el próximo capítulo, hoy día existen sistemas de entrenamiento específicos que se aplican desde hace unos 25 años con éxito, y los resultados a veces parecen milagrosos. Lógicamente, deben ser combinados siempre con una alimentación de alto contenido proteico, grasas, vitaminas y minerales. Se trata de sistemas que permiten empezar a trabajar los músculos y los ligamentos muy suavemente y de forma progresiva y controlada, evitando las brusquedades peligrosas pero sometiendo esos músculos a esfuerzos y trabajos progresivamente mayores que les obliguen a desarrollarse y robustecerse.

Este plan de entrenamiento específico para la espalda, combinado con la dieta isoproteica, es también la forma más segura de prevenir ataques de ciática y lumbago, ya que la propensión de algunas personas a padecerlos no es más que una consecuencia clara del debilitamiento de los ligamentos intervertebrales.

Con frecuencia atendemos a personas a quienes el médico les ha dicho que no pueden hacer ejercicios en los que trabaje la espalda, ni levantar pesos, porque tienen propensión a diversos padecimientos de columna. Esto no es correcto, el médico que así les aconseja puede ser muy bueno, pero no tiene conocimientos actualizados de los sistemas de entrenamiento correctivo. Si esa persona tiene la zona lumbar frágil y no la ejercita jamás la fortalecerá. Precisamente para prevenir esos padecimientos necesita ejercitar, muy suave y progresivamente, la zona debilitada.

En todos los tratamientos de debilidad muscular o articular, así como en los casos de lesiones, es conveniente suplementar la alimentación con dosis elevadas de vitaminas del grupo B, principalmente B1, B6 y B12, por su contribución a la regeneración de los tejidos musculares y nerviosos.

Una ventaja adicional que hemos podido comprobar en muchísimos casos es que después de fortalecer los cartílagos intervertebrales, el paciente suele ganar unos milímetros de altura, pues la columna se endereza y el aumento de grosor de cada disco intervertebral en unas centésimas de milímetro resulta considerable al sumarse en conjunto.

Antes de terminar, debemos hacer una mención especial a la importancia que tiene una buena alimentación en la salud de la dentadura. Nuestros dientes no son elementos muertos ni petrificados, sino que están tan vivos como el resto de nuestro organismo y necesitan ser nutridos adecuadamente para mantenerse sanos. No se necesita más que ser un poco observador para darse cuenta de que en épocas de guerra, escasez o malnutrición, incluso durante el embarazo, se pican las muelas y se deteriora la dentadura con suma facilidad.

La revista de la Sociedad de Cardiología de Estados Unidos publicó en 2003 un estudio del doctor Moise Desvarieux, con 711 hispanos, negros y blancos, mayores de 55 años y de Nueva York, que estableció claramente, y por vez primera, una relación directa entre la pérdida de dientes y las enfermedades cardiovasculares, llegando a afirmar que la acumulación de placa en las arterias carótidas y la disminución del riego sanguíneo es proporcional a la pérdida de dientes. Imposible demostrar con mayor claridad la relación de la nutrición con la salud de la dentadura.

Se ha dicho que el azúcar provoca caries en los niños. Esto es cierto, pero no por el efecto físico sobre el esmalte que protege los dientes, sino por la malnutrición que conlleva el alto consumo de azúcar.

Constantemente observamos los casos de personas de 40 o 50 años que tienen destruida su dentadura, mientras que otros con 90 años la conservan en muy buena condición. **Por mi experiencia de estos últimos 25 años, puedo afirmar categóricamente que una dentadura bien nutrida jamás sufrirá caries.**

12

EJERCICIO, TONO MUSCULAR Y METABOLISMO

No todos los ejercicios son igual de efectivos, no pierda su tiempo eligiendo el peor.

En los últimos años hemos asistido a un verdadero bombardeo de mensajes de los «expertos» en salud y de los encargados de la sanidad pública recomendándonos que hagamos ejercicio. Parece como si se hubieran agarrado al ejercicio como a la última tabla de salvación para lograr que la gente adelgace después del estrepitoso fracaso de sus recomendaciones dietéticas (ahora también dicen que los niños engordan porque no hacen ejercicio, no por la basura que comen).

Primero se dijo que no hacía falta ir al gimnasio, bastaba con que saliéramos a correr. Y millones de personas lo hicieron con la esperanza de adelgazar, ¡el mundo estaba en movimiento! Ahora ¡sí que la gente se iba a poner en forma! Pero no, esto tampoco dio resultado, poco a poco la mayoría de la gente empezó a aburrirse al ver que aquello era bastante duro y que, además, pasaban las semanas y no adelgazaban. Para colmo de males, durante aquella fiebre se produjeron cientos o miles de infartos entre personas que estaban desentrenadas o, simplemente, malnutridas para soportar ese esfuerzo (el más sonado fue el infarto que sufrió el ex presidente Bush padre, cuando aún estaba en el cargo, mientras hacía ejercicio corriendo).

Después de esa amarga experiencia muchos debieron de pensar que, efectivamente, lo de correr era muy duro y por eso ahora nos dicen que ya no hace falta correr, que para adelgazar basta con caminar 45 minutos tres veces a la semana. O como se publicó recientemente, que ¡caminar dos horas a la semana previene los males cardíacos y la diabetes! (Una amiga mía que es diabética desde los 32 años me dice sorprendida: «¿Cómo es posible que a mí no me haya servido de nada, si en Nicaragua me pasé toda la vida caminando?».)

Realmente, ¿alguno de los que dan estas recomendaciones ha hecho ejercicio alguna vez?, ¿alguno de ellos ha intentado que un obeso adelgace con sólo caminar 45 minutos tres veces a la semana?

Más adelante veremos lo absurdo de estas recomendaciones, aunque como ya ha quedado dicho **el adelgazar no es un problema de ejercicio, sino de nutrición.** Y mucho menos de un ejercicio como el caminar, que lo que hace es abrir más el apetito, y apenas ayuda a mejorar el tono muscular. Que conste que aunque no sea una solución efectiva para adelgazar, siempre será mejor caminar que estar sentado. Siempre será mejor alguna actividad que ninguna.

Pero hagámonos una pregunta: si continuamente nos dicen que hay que hacer ejercicio, si la mayor parte de las personas reconocen que necesitan hacer ejercicio, como lo demuestra el hecho de que siempre es el propósito número uno al comenzar cada año, ¿por qué no se hace?, ¿qué es lo que falla?, veamos las tres causas fundamentales:

1) El ejercicio que se recomienda da muy poco resultado o ninguno.
2) Todo está enfocado a hacer creer que el ejercicio sólo sirve para quemar calorías (la eterna obsesión por las calorías), cuando para lo que debe servir es para elevar el tono muscular, que es lo que acelera el metabolismo y mejora la salud.
3) Lamentablemente, la mayoría de los que recomiendan hacer ejercicio nunca lo han practicado.

Actualmente se está desarrollando una intensa campaña para intentar que los niños practiquen más deporte ante el preocupante aumento de la obesidad infantil. Como siempre, en vez de preocuparse de lo que comen se está dando por descontado que los niños engordan porque no hacen ejercicio, y la pretendida solución es obligarles a ello. Me parece muy bien que los niños hagan deporte pero, por favor, ¡no se puede obligar a un niño malnutrido a practicar ejercicio!, no dispone de la capacidad ni del estado de ánimo necesarios y además, si lo hiciera estando malnutrido, sería contraproducente y peligroso.

Un niño bien nutrido es puro nervio, no se estará quieto en todo el día, corriendo y saltando de pura energía y no tendrá ningún problema de sobrepeso, aun cuando no haga un deporte específico. Pero un niño obeso, producto de una mala nutrición, no tiene ni la predisposición ni la capacidad física necesarias para hacerlo y la solución, desde luego, no es obligarle.

Lo primero y más importante que debemos comprender es que actualmente hay dos formas de considerar el ejercicio y los beneficios que de él pueden obtenerse:

1.ª La de la mayoría de las personas y técnicos que consideran el ejercicio una herramienta útil para retrasar la atrofia muscular que, por culpa de la vida sedentaria, acompaña al envejecimiento y, al mismo tiempo, aumentar el gasto calórico y, teóricamente, ayudar a adelgazar. Los seguidores de esta forma de considerar el ejercicio no esperan grandes resultados y se conforman con ayudar a las personas a envejecer más activamente y un poquito más lentamente. A mi modo de ver, esta teoría está equivocada, pero en una cosa tienen razón, cualquier ejercicio es mejor que ninguno.

2.ª La de los pocos técnicos y personas que, por nuestra experiencia y conocimiento de las técnicas de desarrollo muscular, consideramos el ejercicio la única herramienta útil para revertir la atrofia muscular, ayudar a la dieta a elevar el metabolismo y provocar una mejora del tono muscular que conduzca al practicante a un estado de salud óptimo. Para nosotros no sirve cualquier ejercicio, sino sólo aquel que mejora sustancialmente el tono muscular de la persona en poco tiempo, porque si los resultados son lentos o escasos con toda seguridad la persona abandonará el ejercicio. Para mí, esta práctica es la única verdaderamente efectiva.

Monté mi primer gimnasio con 21 años y llevo 45 dirigiendo gimnasios y trabajando en el mundo de la nutrición, donde he realizado un doctorado, he ayudado a miles de personas a adelgazar y a ponerse en forma cambiando su alimentación y dirigiendo sus ejercicios, por eso conozco los grandes obstáculos que debe superar el que desea hacerlo. Aquí le brindo la experiencia de esos años, si desea ponerse en forma siga los consejos de este capítulo.

Todos sabemos que el ejercicio es bueno y que nos conviene practicarlo, admitimos que es beneficioso para la salud, aumenta el bienestar, puede ayudar a adelgazar, retrasa el envejecimiento, fortalece el carácter, mejora la disciplina y nos permite disfrutar más plenamente de la vida, pero es ¡tan cansado!, es ¡tan cómodo quedarse sentado viendo la televisión! Si usted piensa así, ¡estoy totalmente de acuerdo con usted! y sé por experiencia que es aún más cansado y agotador cuando el que intenta hacerlo está débil y malnutrido.

Al verme, puede que alguien piense que soy un fanático del ejercicio y que me entreno 3 o 4 horas diarias. Nada más lejos de la realidad. La verdad es que soy bastante vago y frecuentemente busco pretextos para abandonar el ejercicio durante meses, a pesar de que no creo que haya nadie más convencido que yo de que el ejercicio es imprescindible para lograr una buena calidad de vida.

Pero, eso sí, cuando me entreno lo hago de verdad y, afortunadamente, el bienestar que siento al volver a hacerlo es tan grande que su recuerdo me impide abandonarlo por mucho tiempo, aunque mis otras ocupaciones nunca me permitan entrenarme más de una hora al día.

Por eso comprendo que usted no sea perseverante con el ejercicio o que no le guste hacerlo, sobre todo si nunca lo ha practicado o nunca ha llegado a «sentir sus beneficios». **Éste es el verdadero secreto: lograr que se sientan los beneficios en muy poco tiempo para que pesen más que el esfuerzo.**

Por eso, si quiere llegar a sentirse lleno de salud y rebosante de energía conozca los «sistemas de ejercicio concentrado». En muy pocos días habrá notado resultados tan espectaculares que jamás querrá dejar de practicarlo.

SISTEMAS DE EJERCICIO CONCENTRADO

Hay quien afirma que el ejercicio concentrado es como una droga, al hacerlo se nota una euforia desbordante y cuando se deja se echa tanto de menos que el cuerpo lo «reclama». Esta euforia se debe a la fuerte secreción de endorfinas que provoca su práctica. Las endorfinas son grandes moléculas polipéptidas (formadas por varias proteínas) que segrega el hipotálamo ante la fuerte demanda de energía y tienen un extraordinario efecto euforizante, no en vano se las ha llamado «la cocaína interna».

Por desgracia, en lo referente al ejercicio existe la misma ignorancia que en lo concerniente a la nutrición. También aquí se confunden los términos. Muchos «expertos», incluyendo a médicos, en su desconocimiento llegan a simplificar tanto las cosas que creen que la única finalidad del ejercicio es quemar calorías, igual que opinan que la única finalidad de la alimentación es proporcionar calorías, llegando así a la absurda conclusión de que cualquier ejercicio es bueno para adelgazar. Por eso pueden llegar a afirmar que caminar es igual de beneficioso que ir a un gimnasio. Lo malo es que muchos se lo creen, pues a simple vista, y sin tener la más mínima noción del funcionamiento de nuestro organismo, parece que sería lógico que si hacemos ejercicio y quemamos calorías adelgacemos.

Esta idea generalizada —el ejercicio adelgaza— es constantemente transmitida por los medios de comunicación. Pero nada más lejos de la realidad, a la mayoría de las personas el ejercicio les hace engordar. Hay muchísima gente a quien el ejercicio le abre el apetito y, al no alimentarse bien, el aumento de combustible les engorda.

Es más, si una persona malnutrida realiza un ejercicio

extenuante, se le agotarán las reservas energéticas inmediatas (glucógeno) y sus músculos, al no tener de dónde sacar la energía que necesitan, empezarán a «canibalizarse», destruyendo fibras musculares para obtener energía. Por eso mucha gente que hace un ejercicio agotador sin estar bien nutrida ve que pierde músculo en lugar de ganarlo y que su metabolismo baja, por lo que aun si comiera lo mismo tendría mucha más facilidad para engordar.

Es lo que les sucede a millones de personas que, sin modificar su alimentación, asisten a los gimnasios para hacer exclusivamente el mal llamado ejercicio cardiovascular. Lo único que logran es estar cada día peor, porque en lugar de fortalecer sus músculos los agotan y debilitan.

Lo que voy a explicar ahora es la primera vez que se expone por escrito. Y como contradice todo lo que constantemente nos están explicando y sé que no es fácil comprender ciertas reacciones del cuerpo, voy a tratar de explicarlas lo más detalladamente posible y de la forma más simple para que todo el mundo pueda comprenderlas.

Analicemos el ejercicio cardiovascular más frecuente, que es el de caminar o correr sobre una cinta, como vemos a millones de personas en los gimnasios de todo el mundo. Y veamos lo que sucedería si hiciéramos aquellos recomendados 45 minutos de caminata tres veces a la semana. Suponiendo que estuviéramos caminando lo más rápido posible o corriendo a una velocidad mantenida de 5 minutos por kilómetro, consumiríamos entre 250 y 320 calorías, dependiendo de nuestro peso corporal.

Pero como todos sabemos, este tipo de ejercicio suave y largo estimula muchísimo el apetito y si no tenemos mucho cuidado con lo que comemos y bebemos, lo más probable es que ingiramos más calorías de las que hemos gastado.

Como el ejercicio da sed, con sólo dos latas de cualquier refresco azucarado que tomemos ya tenemos las 320 calorías, si añadimos algo más que comamos por el aumento del apetito, está claro que al final ingeriremos más calorías de las consumidas.

Llevémoslo al extremo más absurdo, supongamos que la persona se aguantara la sed y el apetito y comiera exactamente lo mismo que antes (lo cual es casi un milagro). Como consumiría 300 calorías extras, tres veces a la semana, gastaría 900 calorías por semana. Suponiendo otro milagro, que no perdiera nada de músculo y esas 900 calorías fueran de grasa quemada, perdería 100 gramos de grasa a la semana. Suponiendo un tercer milagro, que aguantara todo el año a ese ritmo, conseguiría perder ¡5 kilos de grasa en un año! Sinceramente, que suceda un milagro es difícil, tres seguidos imposible.

Por otro lado, los ejercicios de resistencia (más de 5 minutos seguidos) suponen un gasto calórico continuo, sin descanso, que no permite que se recuperen satisfactoriamente los depósitos de glucógeno muscular (el combustible de más inmediata utilización de que disponen nuestros músculos), con lo cual el músculo, que necesita energía, comienza a «canibalizarse», a comerse a sí mismo, sobre todo si la persona no se encuentra bien nutrida.

Cualquiera que haya observado el cuerpo de un atleta de marcha o el de un corredor de fondo sabe que ese tipo de ejercicio no produce ni volumen ni tono muscular, sino una reducción del metabolismo para economizar energía, con lo que acumularemos, poco a poco, grasa como consecuencia de la disminución del gasto calórico. Y lo que es peor, si no cuidamos el resto de nuestra alimentación diaria, como hacen los corredores profesionales, estaremos engordando. ¡Está claro que cualquier ejercicio no sirve para adelgazar!

Decíamos antes que muchos «expertos» creen que la única finalidad del ejercicio, como medio para adelgazar, es quemar calorías y por eso piensan que cuanto más agotada quede una persona tras el entrenamiento más calorías habrá quemado. No se dan cuenta de que la principal finalidad de cualquier ejercicio, realizado con la intención de ponerse en forma, debería ser la de mejorar el tono muscular y provocar una aceleración del metabolismo sin agotar la resistencia, para así permitir que los músculos se fortalezcan.

Con la vista puesta en ese objetivo comprenderemos fácilmente cómo funcionan los sistemas de ejercicio concentrado, los más efectivos para adelgazar porque mejoran el tono muscular y aceleran el metabolismo.

Estos ejercicios están basados en los métodos que durante los últimos 60 años se han venido elaborando y perfeccionando para lograr que los culturistas aumenten al máximo su tono y volumen muscular, logrando simultáneamente eliminar toda la grasa superficial de su cuerpo. Su eficacia está más que demostrada.

Cualquier ejercicio es mejor que quedarse sentado, pero lo que resulta evidente es que si usted es una persona que desea hacer ejercicio con el fin de adelgazar y llega a comprender que unos sistemas de ejercicio son mucho más efectivos que otros, sería absurdo elegir los menos efectivos. Lamentablemente, por la errónea información que reciben de los «expertos», eso es lo que hace la mayoría de las personas que van a un gimnasio o que hacen ejercicio por su cuenta: elegir los menos efectivos.

Pero entonces, ¿cómo podemos lograr que los resultados

sean espectaculares en poco tiempo? No hay más que un secreto: **que el ejercicio sea tan corto que la persona no tenga tiempo de aburrirse y que sea tan efectivo que sus resultados se noten antes de un mes.**

Los tres requisitos fundamentales para lograr esas dos condiciones son: concentración, intensidad y descanso.

Concentración. Quiere decir concentrar toda la fuerza y resistencia, por pequeña que sea (como sucede con los principiantes), en un solo grupo muscular o zona del cuerpo en cada entrenamiento, con lo que aprovecharemos al máximo todas sus posibilidades.

Evidentemente, no puede ser igual dedicar 45 minutos a trabajar las piernas que utilizar los mismos 45 minutos repartidos entre todos los músculos del cuerpo, con lo que ningún músculo queda intensamente trabajado. Así, el día que trabajemos las piernas, concentraremos toda nuestra fuerza y resistencia durante todo el entrenamiento en los músculos principales de las piernas: cuádriceps (parte delantera del muslo), bíceps femoral (parte trasera del muslo), glúteo bajo (parte inferior del trasero) y gemelo (parte trasera de la pantorrilla), mientras que el resto del cuerpo estará lo más relajado posible. Otro ejemplo, el día que trabajemos cintura y cadera concentraremos toda nuestra fuerza y resistencia en: lumbares (las dos fajas musculares que recorren la espalda de arriba abajo), abdominales (parte frontal de la cintura), oblicuos (ambos lados de la cintura) y glúteo alto (parte superior del trasero), mientras dejamos descansar el resto del cuerpo. Y así sucesivamente.

La concentración nos permite lograr que cada grupo muscular se fortalezca al máximo sin agotar nuestra resistencia, que en el caso de los principiantes es bastante pequeña.

Intensidad. Es lo contrario del ejercicio de resistencia o esfuerzo continuo. El objetivo es lograr que en cada secuencia de ejercicio o serie el músculo agote sus reservas de glucógeno rápidamente, como consecuencia de haber sido sometido al esfuerzo máximo. Esto de esfuerzo máximo y de intensidad puede asustar a algún principiante por creer que será agotador, pero es justo lo contrario, podemos someter al máximo esfuerzo un músculo sin que la persona esté agotada en absoluto, pues el resto de músculos estarán descansados. Es mucho más agotadora una clase de aeróbic, en la que intervienen todos los músculos al mismo tiempo y sin apenas descanso. Por otro lado, un atleta puede necesitar hacer 10 repeticiones con 100 kilos para llegar al máximo esfuerzo, mientras que un principiante a lo mejor con 10 o 15 kilos, también llega.

La intensidad siempre supone brevedad, no se puede mantener un esfuerzo intenso durante mucho tiempo. Por ejemplo: una carrera de 100 metros es un ejercicio de intensidad, una carrera de 5.000 es un ejercicio largo y poco intenso, por tanto es un ejercicio de resistencia. Sería imposible correr una carrera de 5.000 metros a la misma intensidad (velocidad) con que se corre una de 100. Para entender los distintos efectos de un entrenamiento de intensidad y otro de resistencia no hay más que ver el cuerpo de un corredor de 100 metros, que es puro músculo y definición, y compararlo con el de un corredor de 5.000, que tiene mucho menos volumen muscular.

¿Nunca se ha preguntado por qué cuando está realizando un ejercicio llega un momento en el que se queda sin fuerzas y no puede hacer ni una repetición más? Dicho de una manera muy sencilla, porque ese músculo ha agotado sus reservas de glucógeno, es decir, ha llegado al máximo esfuerzo. Y cuando un músculo realiza un ejercicio tan intenso que llega a agotar sus reservas de glucógeno no sólo se queda sin fuerza, sino que además en sus fibras se producen unos microtraumas o pequeñísimas roturas fibrilares que, aunque imperceptibles, al cicatrizar favorecen su desarrollo en volumen y tono muscular. Por eso, no nos engañemos, nunca dará el mismo resultado hacer muchas repeticiones con poco peso (que no llegan a agotar el glucógeno), que hacer pocas repeticiones con mucho peso (que sí lo agotan). Nunca un corredor de 5.000 metros podrá tener el tono y volumen muscular que uno de 100 metros, cuyo entrenamiento es mucho más corto e intenso.

Pero aún hay algo mucho más interesante para aquel que quiere adelgazar. No se trata sólo de las calorías que quemamos mientras hacemos ejercicio, se ha comprobado que el ejercicio intenso, cuando ha llegado a producir los microtraumas que comentábamos, provoca una potente elevación del metabolismo o consumo calórico muscular, que se mantiene elevado mucho tiempo después de terminado el ejercicio (hasta dos días). Es evidente que el proceso de cicatrización o fortalecimiento de las células musculares consume, por sí mismo, muchas calorías.

Descanso. El descanso o recuperación muscular es tan importante o más que el ejercicio en sí para obtener tono muscular. Debemos considerar dos tipos de descanso: entre series y entre entrenamientos.

A) El descanso entre series del mismo ejercicio permite que el músculo que estamos trabajando vuelva a rellenar sus depósitos de glucógeno muscular, agotados por el intenso esfuerzo, extrayéndolo de las reservas de glucógeno del hígado, teniéndolo así dispuesto con toda su potencia para afrontar la próxima serie. Cuanto más intensa haya sido ésta y más se haya agotado el glucógeno muscular más plenamente se rellenarán esos depósitos. Por eso observamos que tenemos más fuerza en la segunda y tercera serie que en la primera.

Este descanso entre series suele ser de 45 segundos a un minuto para los músculos pequeños (hombros, brazos, antebrazos), de un minuto a minuto y cuarto para los medianos (pectoral, dorsal, abdominal, gemelos) y de un minuto y cuarto a un minuto y medio para los grandes (cuádriceps, glúteos, lumbares).

Permitir que se recuperen los depósitos de glucógeno muscular es fundamental para obtener buenos resultados. Constantemente vemos a personas que en su afán por mejorar intercalan otros ejercicios durante los descansos, sin darse cuenta de que esto es contraproducente.

B) El descanso entre entrenamientos es el tiempo que debemos dejar transcurrir después de un entrenamiento antes de volver a entrenar el mismo grupo muscular, para así permitir que aquellos microtraumas celulares, producidos por el entrenamiento intenso, cicatricen o se robustezcan totalmente antes de volver a someterlos a otro entrenamiento intenso. Este descanso debe ser de 3 a 5 días, dependiendo de la intensidad empleada, y es de extraordinaria importancia no sólo para obtener resultados sino para evitar lesiones.

He aquí otra diferencia fundamental entre los ejercicios que se recomiendan para adelgazar, como andar, correr, nadar, etc., y el ejercicio concentrado. Con los primeros, si entrenamos 4 o 5 días a la semana no tendremos el tiempo de descanso necesario para recuperarnos y fácilmente llegaremos al agotamiento o sobreentrenamiento, sobre todo cuando se trata de personas que nunca han hecho ejercicio o que se encuentran en mala condición física. Por eso les recomiendan a los principiantes entrenarse sólo 2 o 3 días a la semana, pero lo que no puede pretenderse son milagros, personas poco entrenadas, que además tienen sobrepeso, que están débiles, que hacen un ejercicio poco efectivo y que sólo entrenan 3 días a la semana, prácticamente no pueden lograr ningún beneficio, con lo que al primer o segundo mes se aburren y dejan de practicarlo.

En cambio, con los sistemas de ejercicio concentrado, aunque nos entrenásemos los siete días de la semana, lo que tampoco es necesario, cada músculo tendría siempre su descanso de 3 a 5 días.

Estos tres requisitos fundamentales son los que conllevan su extraordinaria eficacia y los que explican claramente por qué **otros ejercicios que no mejoran el tono muscular no son efectivos para adelgazar.**

El nombre cardiovascular es un nombre muy bonito, muy motivante y de mucho gancho porque hace creer que el ejercicio así llamado es beneficioso para el corazón y el sistema arterial, pero esto no es cierto en absoluto.

El principal ejercicio cardiovascular es la carrera de fondo y, lejos de ser beneficioso para el corazón, es el que más muertes por infarto de miocardio ha provocado en la historia, incluso entre deportistas profesionales. La carrera de fondo somete el corazón a un gran esfuerzo, pero además tiene el gravísimo inconveniente de que no le deja descansar ni recuperarse y para colmo de males, le obliga a compartir la afluencia de sangre y combustible con todos los otros músculos involucrados en la carrera.

Imagine el lector si a esa tortura extenuante para el corazón le añadimos que mucha gente realiza el ejercicio con el estómago vacío, con lo que sus reservas de glucógeno hepático también estarán muy bajas y su pobre y sufrido músculo cardíaco, cuando agote las reservas propias, se encontrará con que tampoco tiene de dónde obtener el combustible que necesita. El resultado puede ser, muy fácilmente, un infarto.

Todo esto es igualmente aplicable a los llamados ejercicios aeróbicos agotadores y a las cintas de caminar o correr y las nuevas elípticas, donde millones de personas en todo el mundo creen estar haciendo algo beneficioso para su corazón y para adelgazar.

Sucede lo mismo con las máquinas de subir escaleras o *steps,* que, teóricamente, por ser más duras, proporcionarían un ejercicio más intenso y por tanto más corto si fueran utilizadas correctamente, realizando el ejercicio en todo su recorrido. Pero el mal uso generalizado ha eliminado su eficacia. Los usuarios, obsesionados por mantenerse 10 o 15 minutos sobre la máquina creyendo que así mejoran la efectividad, han ido acortando el recorrido completo de los pies hasta llegar a pequeños movimientos de 10 o 12 centímetros, que más parecen limitados a pasarse el peso del cuerpo de un pie al otro, lo que suaviza tanto el esfuerzo que, aunque les permite estar media hora moviéndose, elimina toda la eficacia. **El principal requisito para que un músculo se fortalezca es que trabaje en todo su recorrido.**

El corazón es un músculo involuntario pero estriado y de la misma estructura que los músculos esqueléticos o motrices. Para fortalecerse necesita ser sometido a un esfuerzo intenso y corto. Ya hemos dicho que el esfuerzo largo no puede ser intenso, ni concede el tan necesario descanso que le permite recuperarse y rellenar sus depósitos de glucógeno muscular. El esfuerzo largo, más que fortalecer el corazón, lo debilita, sobre todo si la persona está malnutrida.

Un ejercicio verdaderamente cardiovascular es la carrera de velocidad (100 metros), que somete el corazón a un esfuerzo intenso pero corto (15 o 20 segundos), permitiéndole recuperarse sin llegar al peligro de colapso. Y verdaderamente cardiovascular es una serie intensa de sentadillas (flexiones de piernas), que dura 30 o 40 segundos, por la misma razón.

Si aún no está plenamente convencido de lo que es cardiovascular, le ruego que haga un pequeño experimento: sitúese de pie junto al respaldo de una silla o mesa donde pueda sujetarse con una mano y cálcese con zapatos que tengan algo de tacón o ponga los talones sobre un libro o algo similar que tenga unos dos centímetros de grueso. Realice una serie, lo más larga que pueda, de sentadillas o flexiones de piernas, procurando bajar lo más posible y subir rápidamente y sin que el cuerpo se incline demasiado hacia adelante. Dependiendo de su estado físico podrá realizar 10, 20 o 50 repeticiones, procurando llegar casi al límite de sus posibilidades. Cuando vea que no puede hacer más repeticiones, descanse sentado o relajado durante unos dos minutos y haga una nueva serie hasta el límite de sus posibilidades. Vuelva a descansar y vuelva a realizar series hasta completar cinco el primer día.

Al terminar cada una de las series observará que su corazón late a un nivel muy elevado de pulsaciones, pero que mucho antes de que ese nivel pudiera ser peligroso, el dolor y el agotamiento que siente en los cuádriceps le obliga a detenerse, permitiendo así que su corazón también se recupere. Dicho de otra manera, observará que los cuádriceps o el músculo que esté trabajando con este sistema de ejercicio concentrado agotará sus depósitos de glucógeno mucho antes de que los pueda agotar el corazón.

Este ejercicio, realizado periódicamente y aumentando poco a poco el número de series y el de repeticiones, constituye un magnífico ejemplo de ejercicio cardiovascular, y de igual manera lo constituiría si nuestro estado físico nos permitiera hacerlo con una barra de 100 kilos sobre los hombros.

La palabra aeróbico, que es otra palabra bonita y con mucho gancho porque se asocia fácilmente con el aire, el oxígeno y la salud, creo que la utilizó por primera vez la actriz Jane Fonda en su famoso libro de ejercicios. Hay que felicitarla a ella o a quien haya sido su inventor. Aeróbico es un término que se aplica a todo lo relacionado con los seres aerobios, los microorganismos que sólo pueden desarrollarse en presencia de oxígeno. De ahí que se diera por descontado que el llamado ejercicio aeróbico consumía más oxígeno que otros y que debido a eso sería más sano, pero por desgracia también es falso. El consumo de oxígeno de un ejercicio está en función del gasto calórico y de la intensidad. Y los mal llamados ejercicios anaeróbicos, como las pesas, que pueden llegar a ser mucho más intensos, también pueden llegar a consumir mucho más oxígeno por minuto que los que hasta ahora entendíamos como aeróbicos.

Veamos ahora unos ejemplos de programas de entrenamiento para realizar en gimnasios con sistemas de ejercicio concentrado. Más adelante veremos otros programas de este mismo tipo de ejercicio aptos para ser realizados en casa.

ENTRENAMIENTO EN EL GIMNASIO

EJEMPLO DE CICLO MASCULINO DE 4 DÍAS

DÍA 1. PIERNA

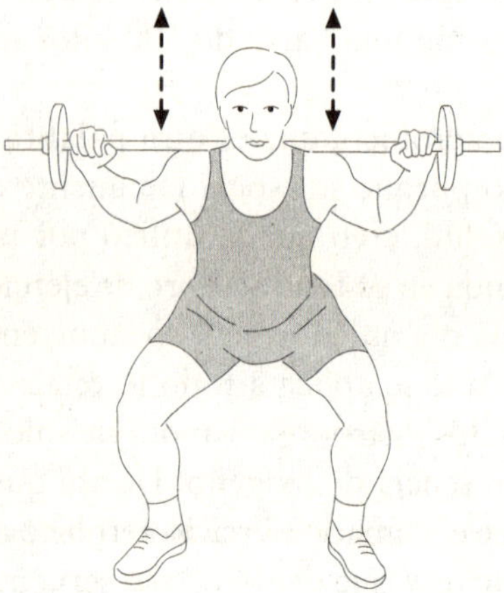

Sentadillas (flexiones de piernas): 3 a 6 series.

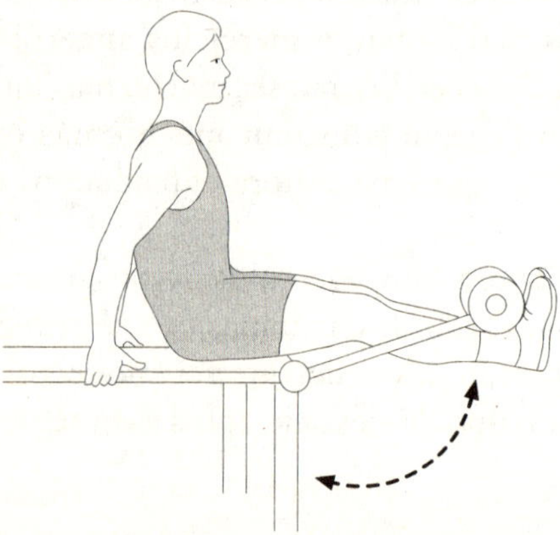

Extensiones de cuádriceps (en máquina): 3 a 6 series.

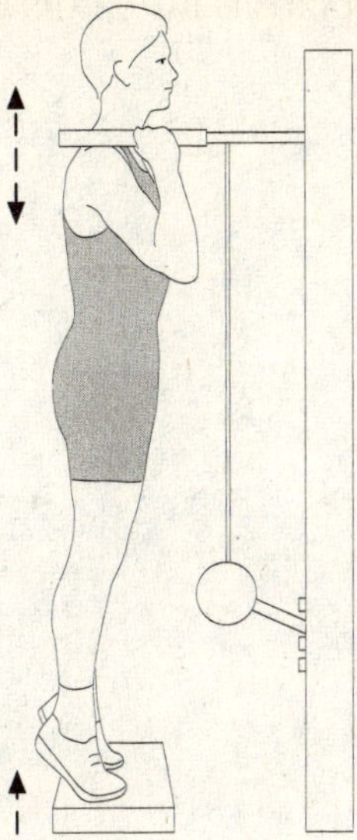

Gemelo (se puede alternar con cuádriceps y bíceps): 6 a 12 series.

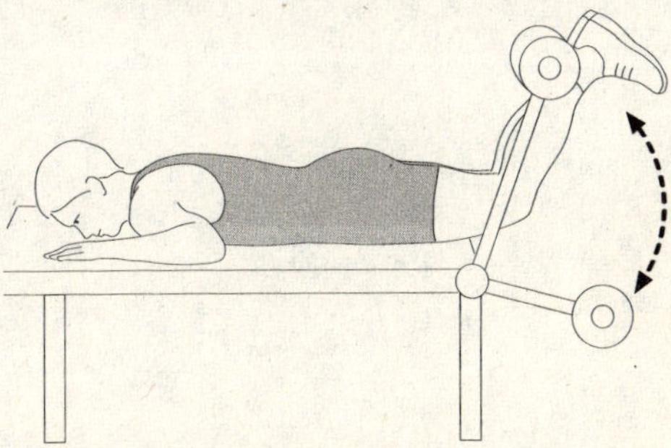

Bíceps femoral (en máquina): 3 a 6 series.

DÍA 2. HOMBRO Y BRAZO

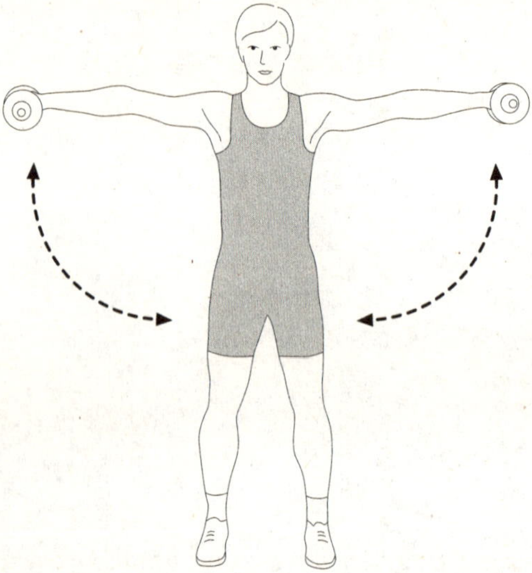

Elevaciones laterales de hombro (con mancuerna): 3 a 6 series.

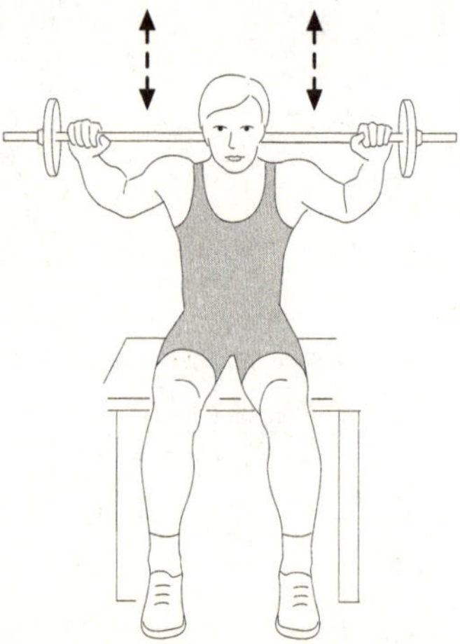

Hombro tras nuca (con barra o máquina): 3 a 6 series.

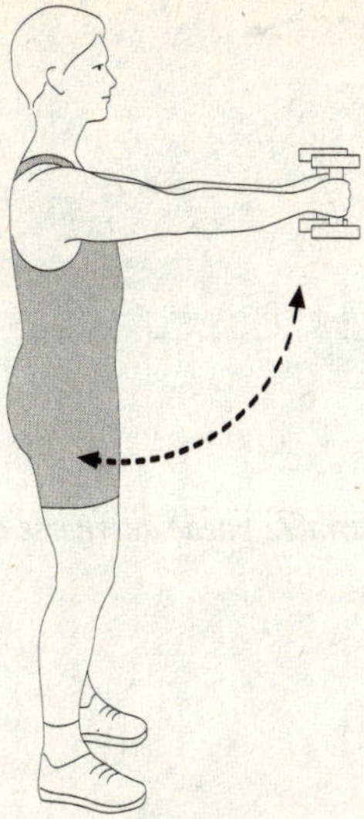

Elevaciones al frente (con mancuernas o barra): 3 a 6 series.

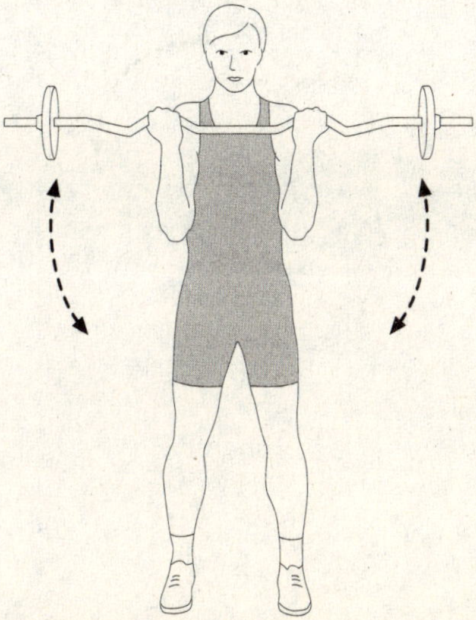

Bíceps de pie (con barra Z; puede alternarse con tríceps): 3 a 6 series.

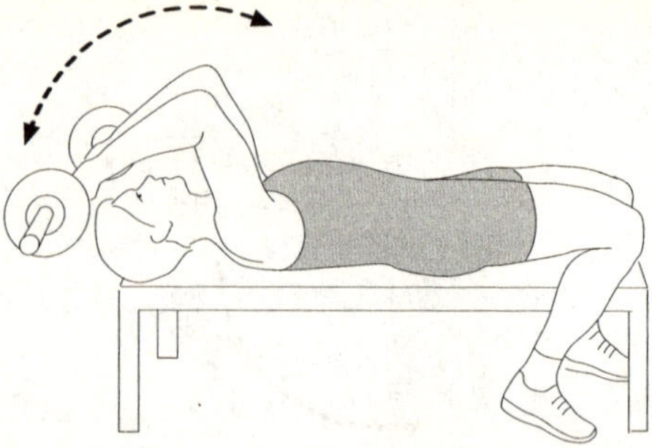

Tríceps tumbado (con barra Z; puede alternarse con bíceps): 3 a 6 series.

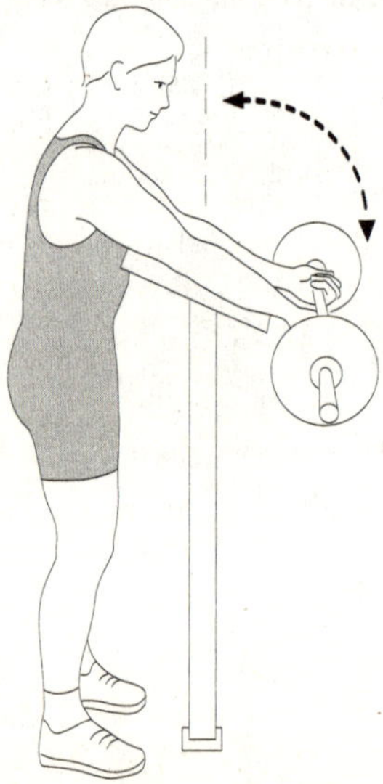

Bíceps predicador (se puede alternar con tríceps polea): 3 a 6 series.

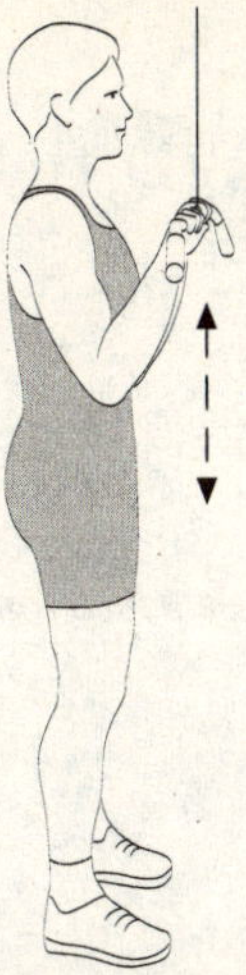

Tríceps polea (se puede alternar con bíceps predicador): 3 a 6 series.

DÍA 3. CINTURA Y CADERA

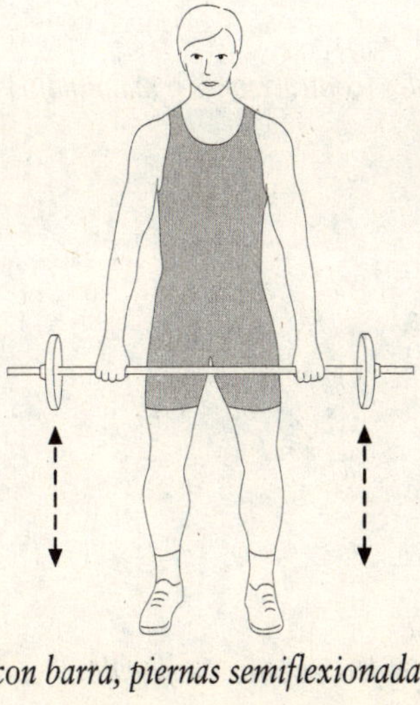

Peso muerto (con barra, piernas semiflexionadas): 3 a 6 series.

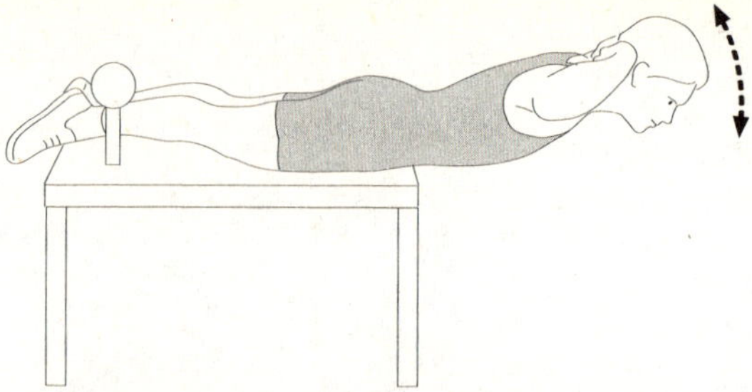

Hiperextensiones (en banco romano): 3 a 6 series.

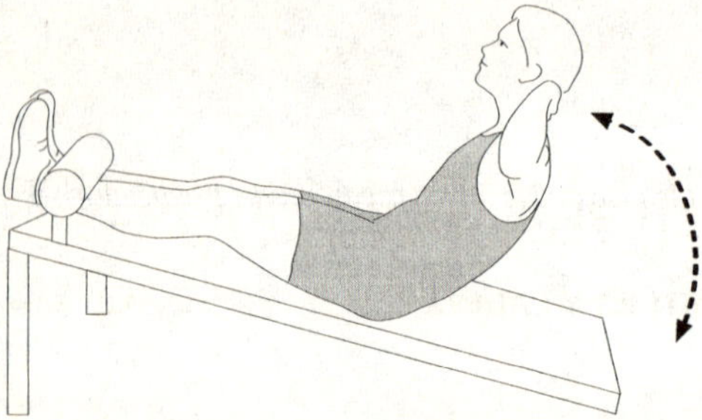

Abdominales (contracciones o máquina): 3 a 6 series.

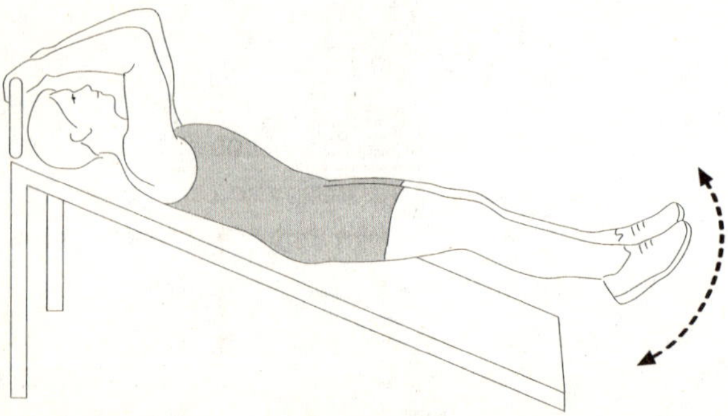

Abdominales (en banco inclinado): 3 a 6 series.

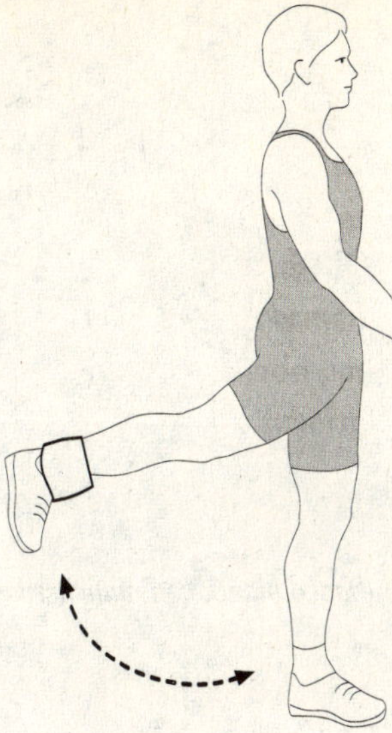

Glúteo alto (elevaciones traseras con máquina): 3 a 6 series.

Día 4. Pectoral y dorsal

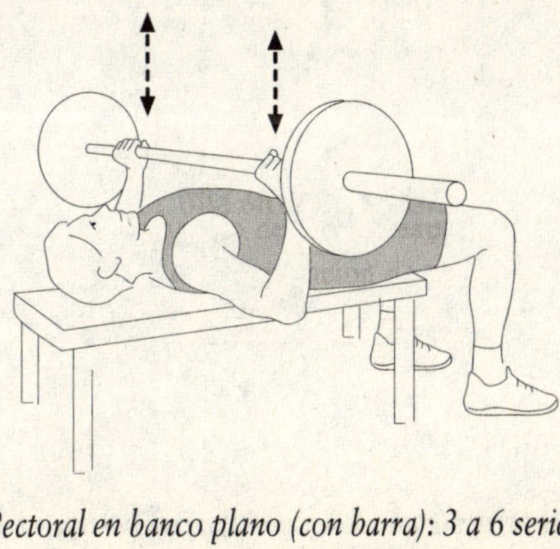

Pectoral en banco plano (con barra): 3 a 6 series.

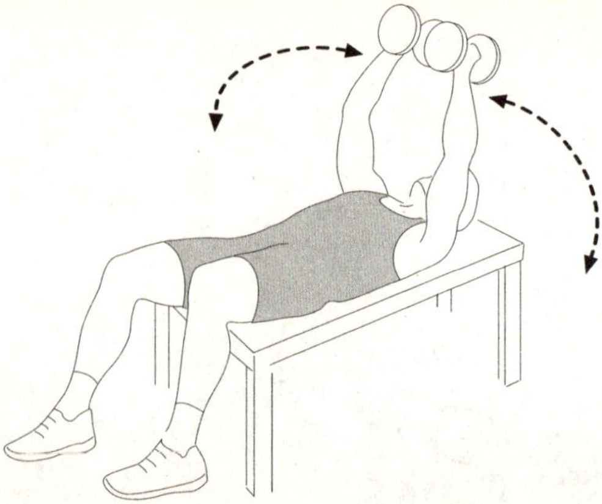

Aperturas de pectoral (banco plano, con mancuernas): 3 a 6 series.

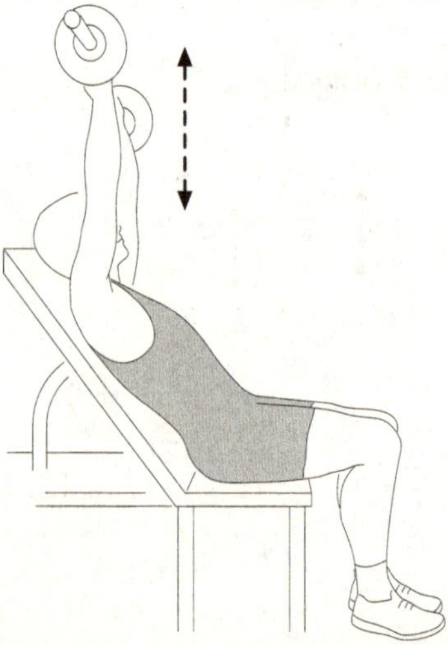

Pectoral superior (en banco inclinado, con barra): 3 a 6 series.

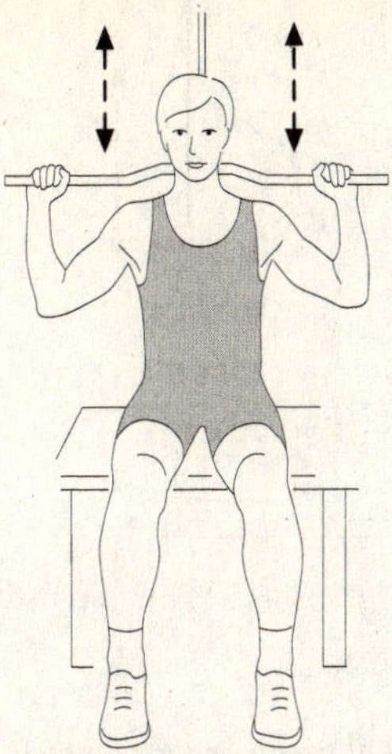

Polea dorsal tras nuca: 3 a 6 series.

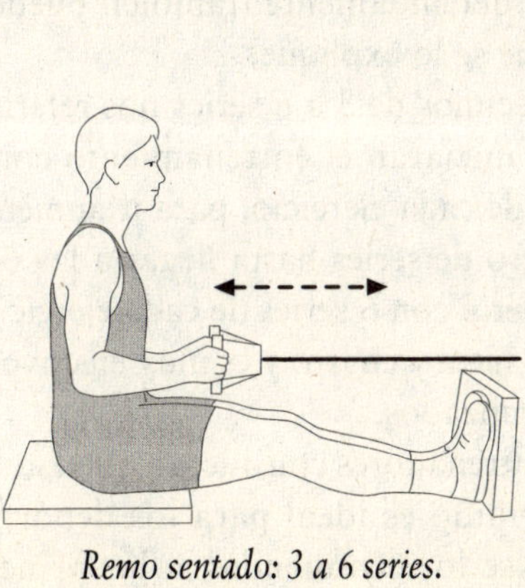

Remo sentado: 3 a 6 series.

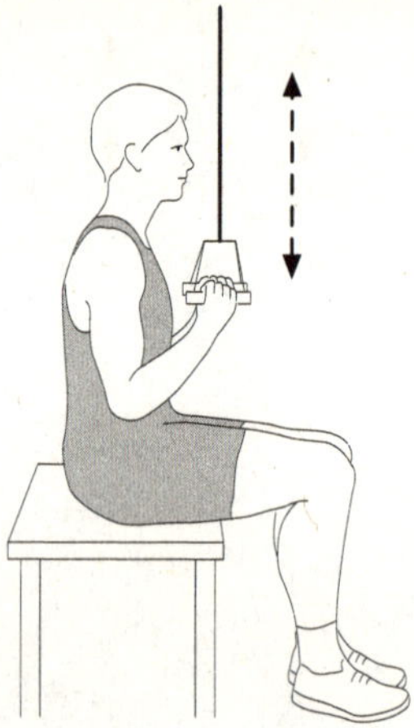

Polea dorsal al frente (manos juntas): 3 a 6 series.

Las personas que no hayan asistido nunca a un gimnasio no entenderán este plan de entrenamiento, por eso voy a comentarlo detenidamente (también puede pedirle a su entrenador que se lo explique).

Cuando decimos de 3 a 6 series nos referimos a que los principiantes iniciarán el entrenamiento con la cifra más baja, 3 series de cada ejercicio, para ir aumentando poco a poco el número de series hasta llegar a las 6. Un entrenamiento completo, con 6 series de cada ejercicio, debe durar de una hora a hora y cuarto y es muy efectivo, incluso para deportistas avanzados.

Muchos entrenadores consideran que este tipo de entrenamiento dividido es ideal para los deportistas avanzados, pero no se lo recomiendan a los principiantes porque piensan que es muy fuerte para ellos, es por eso que les sugieren comenzar con ejercicios aeróbicos o cardiovasculares durante uno o dos meses. Creo sinceramente que eso es hacerles perder dos meses y correr el riesgo de que se aburran y lo dejen, por no ver los resultados. Mi experiencia de entrenamiento dividido con principiantes de cualquier edad (he tenido desde afectados de poliomielitis hace muchos años hasta mayores de 90 años o personas recuperándose de graves accidentes) me ha demostrado que los resultados son muchísimo más rápidos porque se aprovecha al máximo la poca fuerza y resistencia que éstos tienen. Y respecto al temor de que sea muy fuerte, es justo lo contrario, muy fuerte y agotador es entrenar todo el cuerpo el mismo día, por suave que sea el entrenamiento.

Parece mentira que algo tan lógico y natural sea tan difícil de hacer comprender, aun hoy día hay miles de entrenadores que, aunque se han dado cuenta de que el entrenamiento con pesas es mucho más efectivo para adelgazar, siguen creyendo obsesivamente que si consiguen que su cliente quede agotado en cada entrenamiento lograrán que adelgace más. Como saben que las pesas son más efectivas, les recomiendan que hagan ejercicios aeróbicos con pesitas, que son aún más agotadores. O si hacen pesas, les obligan a hacerlas en circuito, trabajando una serie de cada músculo y todos los músculos cada día. Desde luego, consiguen dejarles agotados pero no que sus músculos se fortalezcan, ni que se eleve su metabolismo, ni por supuesto les ayudan a adelgazar.

También hay muchos entrenadores que recomiendan a sus alumnos empezar o terminar cada entrenamiento con 15 o 20 minutos de ejercicios aeróbicos, para calentamiento o enfriamiento. Me parece igualmente equivocado, el calentamiento es muy importante, pero se debe hacer específicamente para cada ejercicio y para cada músculo, realizando la primera serie de cada uno con un peso que nos permita hacer de 20 a 25 repeticiones (lo que nos proporcionará un calentamiento perfecto y sin peligro de lesiones). Luego iremos aumentando el peso en cada serie, lógicamente reduciendo el número de repeticiones hasta llegar a la última con un peso que no nos permita realizar más de 6. Por lo que respecta a hacerlo al final del entrenamiento: si al final les quedan ganas de hacer ejercicios aeróbicos, es que no han hecho el entrenamiento como debían.

Me preguntan con mucha frecuencia si se deben realizar muchas repeticiones o pocas en cada serie y siempre contesto que los resultados ideales se obtienen con una fórmula muy simple: empezar calentando con muchas repeticiones y terminar con mucho peso y pocas repeticiones. Pero el verdadero secreto del éxito rápido no es hacer mayor o menor número, sino hacer en cada serie dos repeticiones más de las que se puedan, es decir, esforzarse al máximo en cada serie y si es posible, con la ayuda de un compañero, cuando ya parece que no podemos más y estamos al límite, realizar dos repeticiones más, ligeramente ayudados.

Es muy frecuente ver a personas, sobre todo mujeres, haciendo diez repeticiones con pesos con los que podrían hacer quince o veinte (porque creen que les va a salir mucho músculo), esto es perder el tiempo. Lo único verdaderamente efectivo, lo único que produce microtraumas en las células musculares, es esforzarse al límite en las dos últimas repeticiones de cada serie. No debemos tener miedo de lesionarnos por manejar mucho peso, si estamos bien nutridos y en la primera serie trabajamos con un peso que nos permita realizar 20 o 25 repeticiones y lo vamos elevando en sucesivas series, a partir de la cuarta podremos manejar el máximo peso sin ningún peligro de lesión.

Veamos ahora las diferencias que hay entre el entrenamiento masculino y el femenino.

Ejemplo de ciclo femenino de 3 días

Día 1. Pierna

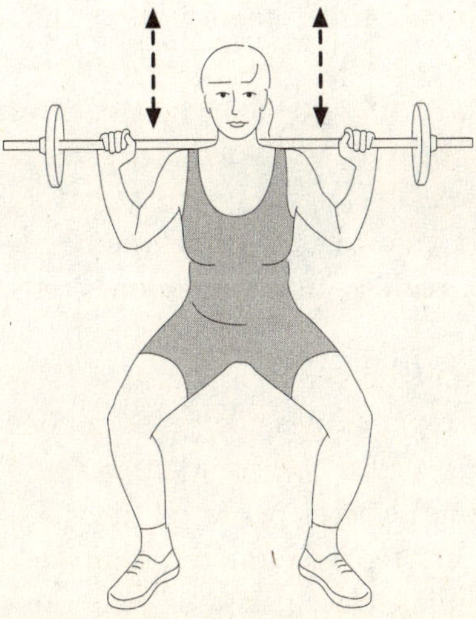

Sentadillas (flexiones de piernas): 3 a 6 series.

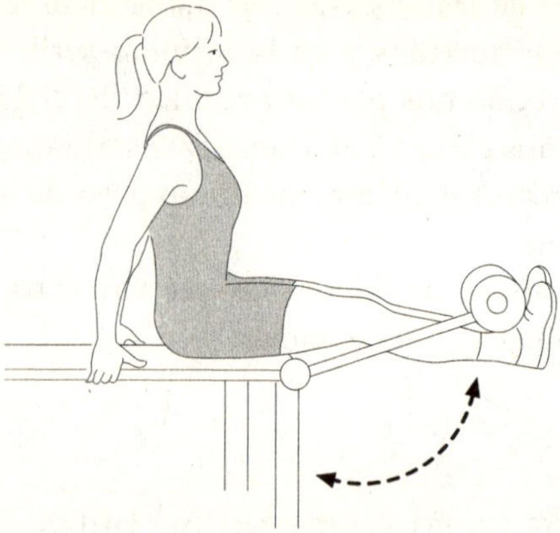

Extensiones de cuádriceps (en máquina): 3 a 6 series.

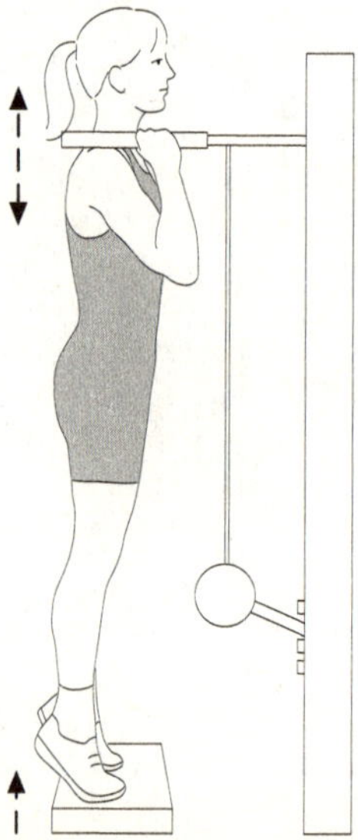

Gemelo (se puede alternar con cuádriceps y bíceps): 6 a 12 series.

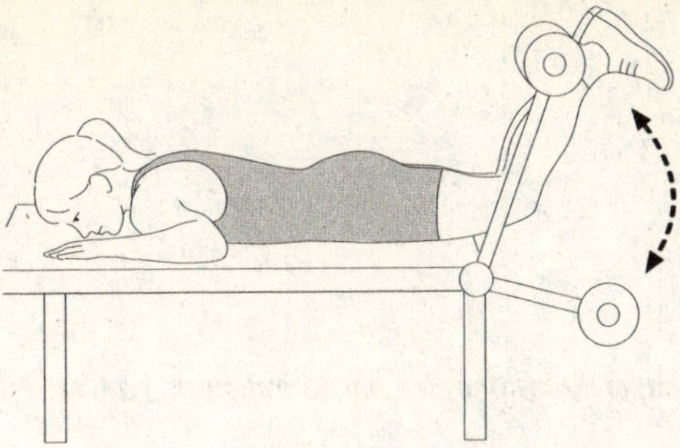

Bíceps femoral (en máquina): 3 a 6 series.

DÍA 2. CINTURA Y CADERA

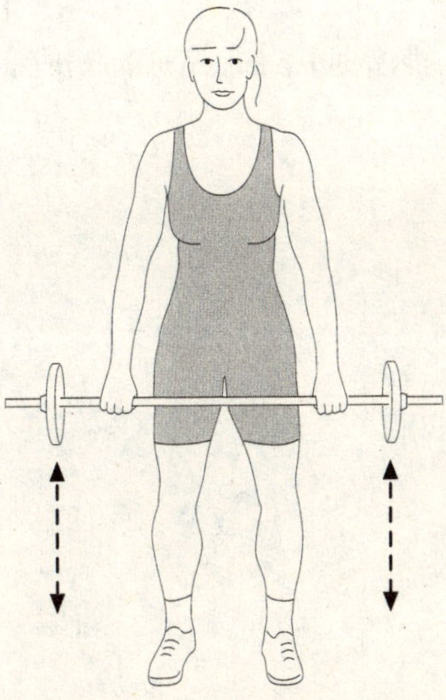

Peso muerto (con barra, piernas semiflexionadas): 3 a 6 series.

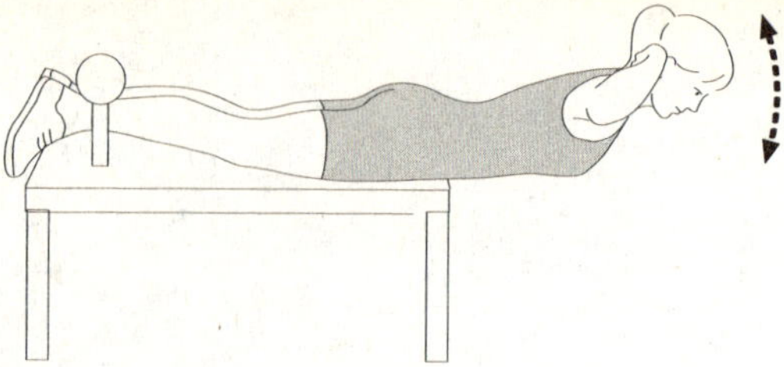

Hiperextensiones (en banco romano): 3 a 6 series.

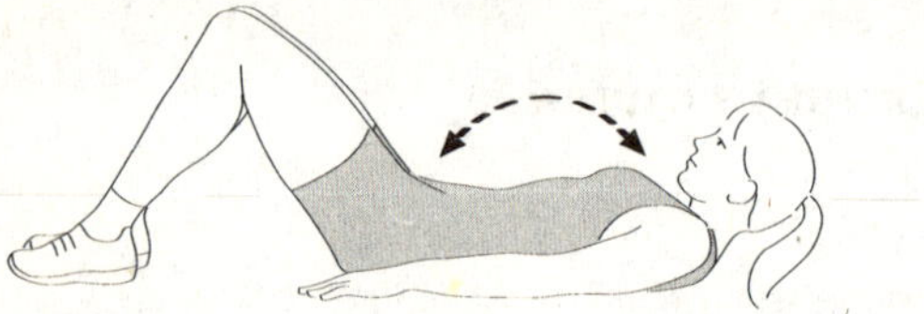

Abdominales (contracciones o máquina): 3 a 6 series.

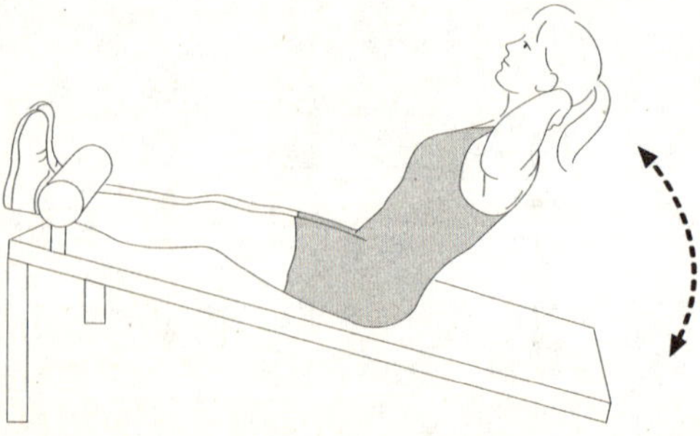

Abdominales (en banco inclinado): 3 a 6 series.

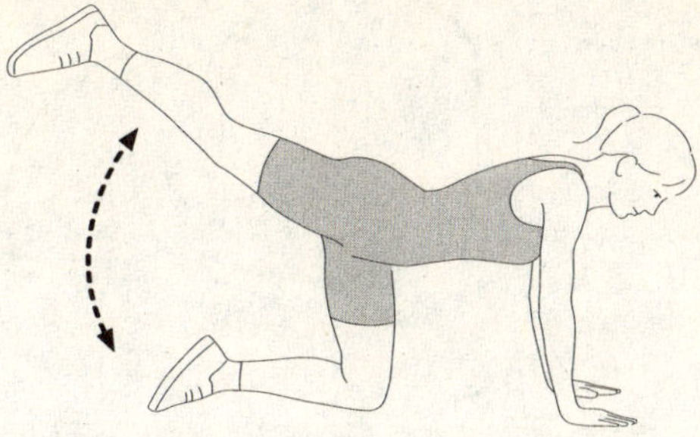

Glúteo alto (elevaciones traseras con máquina): 3 a 6 series.

Día 3. Parte superior

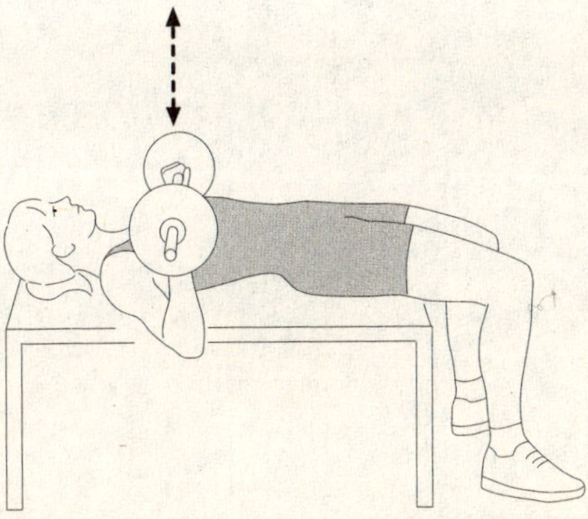

Pectoral en banco plano (con barra): 3 a 6 series.

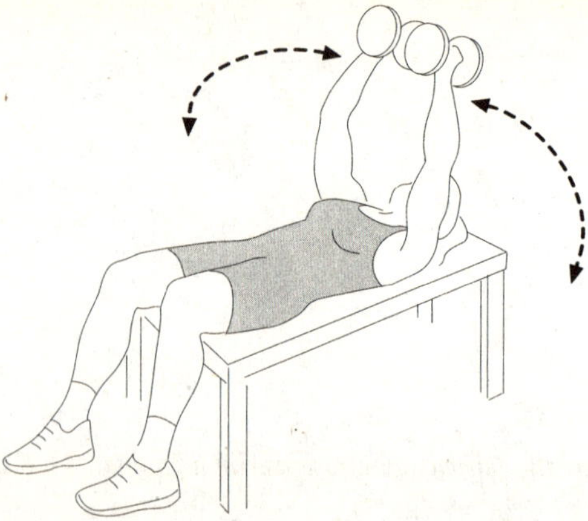

Aperturas de pectoral (en banco plano, con mancuernas): 3 a 6 series.

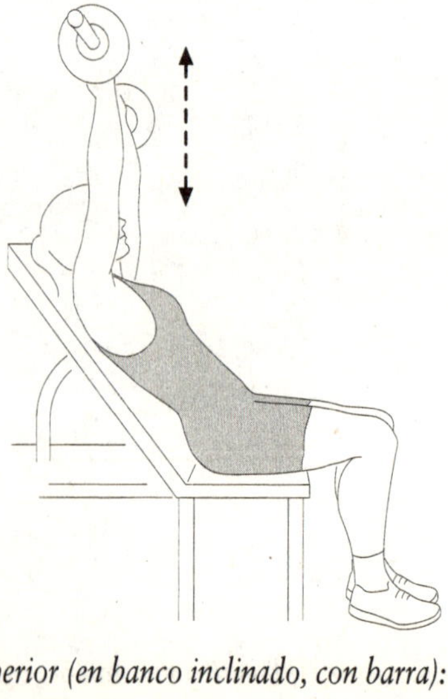

Pectoral superior (en banco inclinado, con barra): 3 a 6 series.

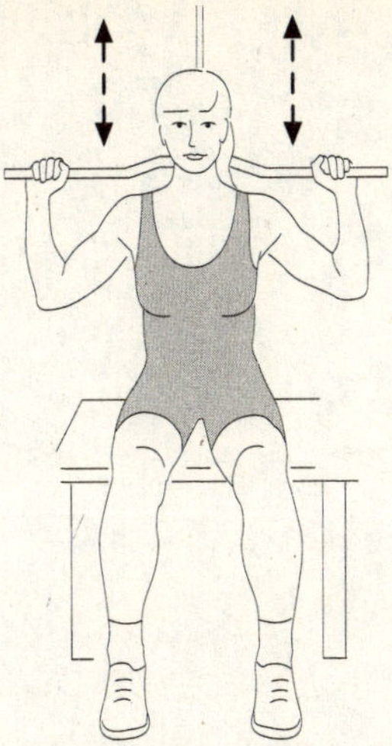

Polea dorsal tras nuca: 3 a 6 series.

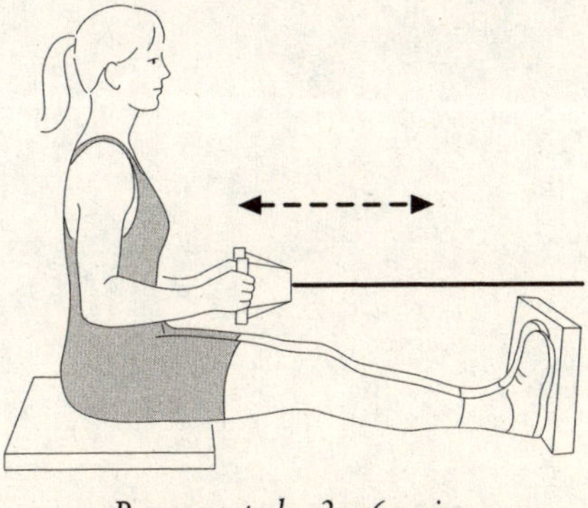

Remo sentado: 3 a 6 series.

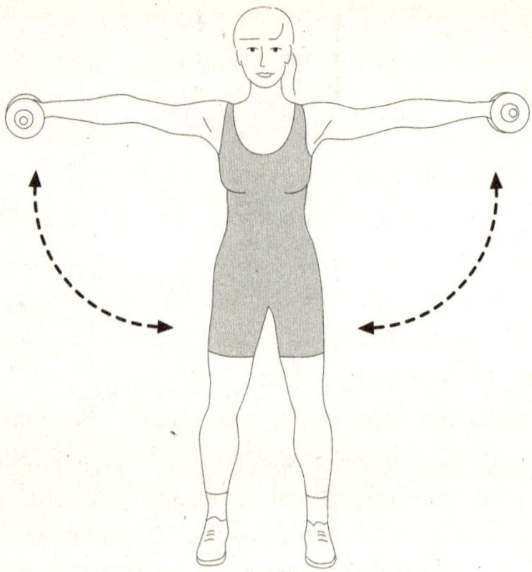

Elevaciones laterales de hombro (con mancuernas): 3 a 6 series.

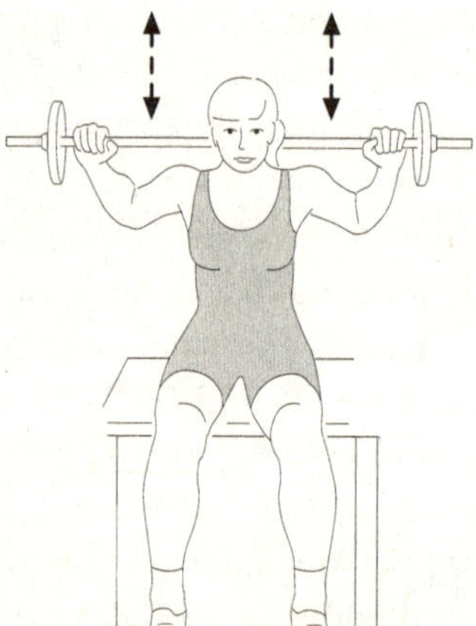

Hombro tras nuca (con barra o máquina): 3 a 6 series.

Aunque los pesos que utilice cada uno serán distintos, vemos que el entrenamiento femenino de pierna y cintura es igual que el del hombre, ya que la pierna contiene los músculos más grandes del cuerpo, los que más influencia tienen en la elevación del metabolismo y los que más nos pueden ayudar a progresar. Y la cintura tiene un papel fundamental en el cuidado de la salud, tanto por el fortalecimiento de los ligamentos y músculos que rodean la columna vertebral como por el efecto de sujeción que ejercen los abdominales sobre el aparato digestivo.

En cambio, la parte superior del cuerpo femenino se trabaja más suavemente que la del hombre porque generalmente la mujer no necesita, ni desea, desarrollar tanto los hombros ni los brazos. Aunque el pectoral, que es muy importante para la mujer por su efecto de elevación del pecho, debe ser trabajado de forma similar al hombre y con la misma intensidad.

A muchas mujeres que desean aumentar el volumen de su pecho les bastaría con un buen entrenamiento de los músculos pectorales, que al estar situados bajo la glándula mamaria actúan de una forma muy similar a los implantes de silicona que se colocan debajo de ese músculo. Para garantizar los buenos resultados deberían prestar especial atención al aporte continuo de proteínas en su dieta, ya que la glándula es pura proteína. La causa principal de la pérdida de volumen del pecho, que se produce en la edad madura o después de los embarazos, es la falta de proteínas en la dieta, sumada en los embarazos a los requerimientos proteicos del feto.

Aunque sólo las personas que ya tienen experiencia en el gimnasio van a entender lo que voy a explicar a continuación, es un problema tan importante que muchas mujeres lo agradecerán.

Quizá el ejercicio más importante para la silueta femenina sea el glúteo alto, ya que al desarrollarse eleva el «pompis» y le da la forma que más caracteriza las diferencias entre el trasero femenino y el masculino. El único movimiento que permite desarrollar esa parte alta del glúteo es el clásico movimiento de la bailarina de ballet, con la pierna elevada hacia atrás (hoy existen magníficas máquinas específicas para ese trabajo), pues el resto de movimientos en los que se emplea el glúteo durante el recorrido delantero de la pierna (sentadillas, tijeras, prensa, etc.) trabajan el glúteo bajo. Esto representa un verdadero problema para las mujeres que entrenan mucho la pierna o hacen mucha bicicleta, pues el desarrollo del glúteo bajo, que aumenta su volumen, masculiniza esa parte de la silueta femenina.

Existe un gravísimo error, muy generalizado entre los entrenadores personales, que está contribuyendo a extender ese peligro y haciendo que, en muchos casos, las mujeres tengan que recurrir a implantes de silicona en los glúteos ante la feísima desfiguración de esa parte de su anatomía. El error consiste en que han sustituido la tradicional sentadilla con el cuerpo recto y recorrido completo, que es el ejercicio básico fundamental para desarrollar y fortalecer el cuádriceps, por otros ejercicios de medio recorrido (medias sentadillas, prensa con pies altos y sentadillas en multipower con pies adelantados) en los que apenas trabaja el cuádriceps, pues se traspasa todo el esfuerzo al glúteo bajo, con el nefasto resultado de desarrollar más la parte baja del trasero, rompiendo de esta manera la estética de esa parte del cuerpo. El argumento para esa sustitución es proteger la articulación de la rodilla y las inserciones inferiores del cuádriceps, debido al altísimo porcentaje de personas que padecen de propensión a lesiones en esa articulación (toda persona malnutrida tiene propensión a las lesiones).

Es algo muy parecido a lo que comentábamos en el capítulo 11 sobre las personas que tienen propensión a padecer lesiones de espalda y les recomiendan que no hagan ningún esfuerzo en lugar de decirles que la fortalezcan. Repito lo ya dicho en aquel capítulo: si una zona está débil, lo que hay que hacer es fortalecerla. Y para ello hay que trabajarla, empezando muy suavemente e incrementando el esfuerzo poco a poco. En el caso de la sentadilla se puede empezar sin peso e incluso ayudándose con las manos, si fuera necesario, como es el caso de personas muy mayores o muy debilitadas por accidentes o enfermedades, pero realizando lentamente el recorrido completo. En la circunstancia de que la persona no pueda flexionar completamente las piernas deberá incluir ejercicios de elasticidad para esa parte hasta subsanar la deficiencia.

Un correcto entrenamiento de las piernas es importantísimo para todo el mundo, pero fundamental para las personas de avanzada edad, ya que les proporcionará seguridad y potencia al andar y evitará muchas caídas.

ENTRENAMIENTO EN CASA (masculino y femenino)

Veamos ahora cómo pueden hacer ejercicio concentrado las personas que, por cualquier circunstancia, no tienen posibilidad de acudir a un gimnasio o a las que, aun yendo, debido a viajes u otros motivos, les resulta imposible acudir durante largos períodos.

Hay que tener presente que si nunca han hecho gimnasia, al menos al principio necesitarán la ayuda de alguna persona que tenga cierta idea de los ejercicios o buenos conocimientos de anatomía.

Ejemplo de entrenamiento dividido en 3 días

Día 1. Pierna

- Sentadillas (flexiones de piernas): 5 a 12 series.
- Gemelo (elevaciones de puntillas): 10 a 20 series.

Las sentadillas o flexiones de piernas se deben efectuar siempre con zapatos de tacón de unos dos centímetros o con los talones sobre un libro de ese grosor y con los pies separados a la anchura de los hombros. El recorrido del movimiento debe ser lo más completo posible, bajando lentamente hasta situarse en cuclillas y subiendo hasta tener las piernas completamente rectas. Si la persona tiene dificultades de equilibrio, mucha edad o está muy débil, puede realizar las sentadillas de frente a una mesa sólida y bien sujeta a ella con las manos, incluso ayudándose si lo necesitase. Y si no puede hacer el recorrido completo, sirve con bajar hasta donde pueda, poco a poco irá mejorando su elasticidad.

El número de repeticiones varía mucho en función del estado físico de la persona, hay casos en los que inicialmente no pueden hacer ni una sola repetición completa y necesitarán ayuda de otra persona para lograr 4 o 5 medias repeticiones. Poco a poco irán mejorando y realizándolo solos. Los que estén en buena condición física quizá puedan empezar con 20 o 30 repeticiones por serie, que en poco tiempo elevarán a 40 o 50. Se empezará con 5 series, que en días sucesivos se irán incrementando poco a poco. Un entrenamiento de 12 series llevadas al máximo posible de repeticiones es un entrenamiento fuerte y sumamente efectivo, incluso para deportistas.

El descanso entre series en todos los ejercicios de casa debe ser de un minuto aproximadamente, aunque en el caso de las sentadillas, al estar implicados los músculos más grandes del cuerpo (cuádriceps y glúteo) el descanso debe alargarse a uno y medio o dos minutos cuando se realizan series largas.

Los gemelos se pueden hacer con la punta del pie sobre el borde de un escalón, quedando medio pie fuera del mismo y realizando el movimiento lo más completo posible, es decir, llegando lo más arriba que se pueda al ponerse de puntillas y bajando lo más posible al estirar el gemelo, incluso dejando que rebote el cuerpo al bajar para ir ganando elasticidad. Estos ejercicios siempre se harán con las piernas rígidas, sin flexionar las rodillas. Las personas desentrenadas lo realizarán con los dos pies separados a la anchura de los hombros y los que estén muy entrenados, primero con un pie y luego con el otro, para manejar más peso. Es conveniente estar asido a algo sólido.

Día 2. Cintura y cadera

- Hiperextensiones (contracción de los lumbares): 5 a 10 series.
- Elevaciones de piernas (abdominal tumbado): 5 a 10 series.
- Contracciones de abdominal: 5 a 10 series.
- Elevaciones traseras de piernas (glúteo) (alternas): 5 a 10 series.

El primer ejercicio, las hiperextensiones, es para los músculos lumbares a lo largo de toda la espalda y fortalece los cartílagos y los ligamentos intervertebrales. Es un seguro contra los dolores de espalda. Se realiza tumbado boca abajo sobre un colchón duro o una alfombra y consiste en separar del suelo, elevando al mismo tiempo, los pies y los hombros quedando apoyado sólo sobre la barriga. Esto es lo ortodoxo y lo hacen correctamente las personas bien entrenadas, aquellos que estén desentrenados o no tengan mucha fuerza deberán conformarse inicialmente con intentar separar los pies del suelo y elevar la cabeza, realizando una contracción de los citados músculos. Cuando ya se está muy entrenado, y siempre y cuando tengan un compañero que les sujete fuertemente los pies, pueden sacar el cuerpo hasta la cintura fuera de la cama, y poner las manos sobre la nuca, haciendo un recorrido más amplio.

Las elevaciones de piernas para abdominal se realizan también sobre una cama o alfombra pero tumbados de espaldas. Al principio, si la persona está débil le será imposible elevar las piernas rectas: no importa, puede empezar elevando las rodillas y flexionando las piernas, dejando que los pies se deslicen sobre el suelo, más adelante ya tendrá fuerza para hacerlo mejor. Los más avanzados pueden perfeccionar el ejercicio elevando simultáneamente las piernas y los brazos, como si quisieran tocar los pies con las manos lo más alto posible, intentando separar del suelo los hombros y la cadera al final del ejercicio.

Las contracciones de abdominal se realizan tumbado boca arriba, con las piernas flexionadas, los pies en el suelo y las manos en la nuca, ejecutando una fuerte contracción de los abdominales al tiempo que se intenta separar del suelo los hombros y la cadera. Se debe mantener esa posición contraída durante unos segundos en cada repetición. Este ejercicio permitirá lograr un dominio y una capacidad de contracción voluntaria sobre los abdominales, que son los músculos más difíciles de trabajar. Es bueno acostumbrarse a mantener la barriga voluntariamente metida hacia adentro, pues al hacerlo contraemos el «cruzado interno», que es el músculo que sirve para meter la barriga hacia adentro y que con otros ejercicios apenas se trabaja.

Las elevaciones traseras de piernas se pueden realizar de dos formas:

1) De pie, con las manos apoyadas en el borde de una mesa sólida y un poco inclinado hacia adelante. Elevamos primero una pierna hacia atrás, lanzándola recta lo más atrás posible (es el clásico movimiento de las bailarinas de ballet) y completamos 15, 20 o 50 repeticiones, tratando de subir lo más alto posible y bajar sólo hasta un poco más abajo de la horizontal, se trata de lanzar la pierna hacia atrás lo más enérgicamente posible y retenerla ligeramente en la posición más alta. A continuación haremos lo mismo con la otra pierna.
2) De rodillas, echado hacia adelante y apoyado sobre las manos con la espalda paralela al suelo. Quedando sobre una rodilla y las manos, estiramos la otra pierna elevándola hasta la horizontal. Ése es el punto de partida de cada repetición, que terminará elevando la pierna recta lo más alto posible. Haremos 15, 20 o 50 repeticiones, según pueda cada uno, y cambiaremos de pierna.

Ambos ejercicios son magníficos para el glúteo alto y por tanto, para la silueta femenina. Como se trata de un músculo muy potente, en seguida se logran hacer más de 30 repeticiones. Para evitar series tan largas podemos utilizar tobilleras lastradas, que son unas pesas que se colocan alrededor del tobillo y cuyo peso se puede ir aumentando para que alcancemos nuestro límite de esfuerzo máximo entre las 12 y las 20 repeticiones.

Día 3. Pectoral y zona superior

- Fondos o lagartijas (pectoral): 7 a 15 series.
- Contracciones del pectoral: 5 a 10 series.
- Elevaciones laterales (hombros): 5 a 10 series.
- Remo a una mano (dorsal): 5 a 10 series.

En el entrenamiento de la parte superior de la mujer, el único músculo que se trabaja prácticamente igual que el hombre es el pectoral, por eso he incluido dos ejercicios de pectoral en el tercer día. Los hombres quizá prefieran incluir este día algún ejercicio de brazo.

Los fondos o lagartijas son los ejercicios de pectoral más clásicos y permiten obtener un magnífico desarrollo del mismo utilizando sólo el peso corporal, por eso aconsejamos entre 7 y 15 series. El ejercicio completo, tal como debe ejecutarse, se inicia estando tumbado boca abajo, con los brazos flexionados y las manos apoyadas en el suelo, a la altura de los hombros y separadas a una anchura aproximada del doble de la de los hombros. Apoyándonos sólo sobre la punta de los pies y las manos, elevaremos el cuerpo rígido hasta extender completamente los brazos, volviendo a descender lentamente hasta la posición inicial. Los principiantes pueden realizar este ejercicio dejando que se apoyen las rodillas en el suelo en lugar de las puntas de los pies, con lo que se logra disminuir mucho la fuerza necesaria para elevar el cuerpo. En el caso de personas muy débiles o convalecientes pueden empezar realizando el ejercicio en un plano de unos 45 grados, apoyando las manos en el borde de una mesa sólida y bien afianzada. Todos deben, como siempre, realizar el mayor número posible de repeticiones en cada serie y con un descanso de un minuto entre series.

Las contracciones del pectoral se realizan de pie, con los codos elevados a la altura de los hombros y los brazos flexionados para permitir que las manos se toquen cerca del pecho. Manteniéndolas lo más fuertemente presionadas la una contra la otra, las iremos separando del pecho hacia el frente, hasta la total extensión de los brazos. Procurando mantener la presión entre las manos, volveremos a flexionar los brazos hasta la posición inicial. Este tipo de ejercicio es lo que se llama presión continua y es muy efectivo si se hace bien. Evidentemente, cuanta más presión hagamos con las manos menos repeticiones podremos lograr en cada serie. Variaciones de este ejercicio se pueden realizar presionando una pelota grande entre las manos o con unos resortes en V que se venden para tal fin.

Las elevaciones laterales de hombros se realizan de pie, con los brazos extendidos a los lados del cuerpo y con algún peso ligero en cada mano, inicialmente pueden ser dos libros de igual peso o dos botellas de agua. Se elevan los pesos separándolos del cuerpo, con los brazos rectos y pasando por cruz hasta llegar a la posición más alta, en que las manos se aproximan la una a la otra hasta, más o menos, la anchura de los hombros. Regresaremos por la misma posición de brazos en cruz a la posición de partida. Lo repetiremos las veces que podamos.

El movimiento de remo a una mano se hará primero con una mano y después con la otra. Estando de pie, a un lado de una cama o sofá, flexionamos la pierna izquierda y apoyamos la rodilla y el pie sobre la cama o sofá, al mismo tiempo que flexionamos el cuerpo hacia adelante y apoyamos también la mano izquierda sobre la cama. Manteniendo esa posición, con la mano derecha elevaremos algún peso más o menos fuerte desde el suelo hasta el pecho, volviendo luego a bajarlo hasta el suelo. El brazo debe moverse paralelo al cuerpo, pasando el codo cerca de la cintura. Pueden utilizarse mancuernas caseras o simplemente un cubo lleno de agua. Una vez terminada la serie completa, cambiaremos la posición para realizar el ejercicio con la otra mano. Durante el ejercicio y mientras flexionamos el brazo, el codo se mantendrá en un plano paralelo al cuerpo, sin sacarlo hacia afuera. También se puede realizar otra modalidad de este ejercicio, separando el codo lo más posible del cuerpo durante el recorrido, con lo que trabaja más el trapecio y menos el dorsal.

Este plan de entrenamiento casero también puede ser conveniente para personas que, aunque prefieren entrenarse en un gimnasio por la variedad de maquinaria y el ambiente más propenso, viajan frecuentemente o por largos períodos y a las que no les gusta interrumpir, por esa causa, su preparación física.

Hay otro mito totalmente equivocado, pero muy extendido, que consiste en creer que lo bueno del ejercicio es que al hacernos sudar eliminamos toxinas o que como se pierde peso al sudar, se está adelgazando. Lo cierto es que el sudar no adelgaza en absoluto, lo que se pierde es agua, no grasa, y lo malo de sudar en exceso es que a la par que perdemos agua también perdemos gran cantidad de sales minerales que, si no se reponen adecuadamente, provocarán una disminución del rendimiento muscular que hará descender el metabolismo. Y ya sabemos que un metabolismo bajo nos hace engordar.

A colación del sudor aprovecharemos para acabar con otro mito también muy extendido: la sauna adelgaza. Como ya denuncié en 1992, la sauna y otros baños de calor, si bien pueden tener efectos beneficiosos como depuradores del organismo para eliminar toxinas o como limpieza total de la piel, desde el punto de vista de la pérdida de grasa corporal no sólo no tienen ninguna utilidad sino que favorecen justo lo contrario: la acumulación de grasa.

Cualquier baño de calor produce un fuerte efecto relajante que hace bajar la tensión sanguínea, disminuye el metabolismo y si se toma con frecuencia provoca una gran pérdida de sales minerales que reduce la actividad muscular, haciendo descender aún más el metabolismo basal, lo cual se traducirá en una mayor acumulación de grasa. Como norma, los que deseen adelgazar nunca deben tomar más de una sauna al mes (preferiblemente ninguna).

Un ejemplo más de cómo, con razonamientos que parecen lógicos a simple vista, se pueden estar consiguiendo resultados totalmente opuestos a los que se deseaban.

La sauna se inventó en los países escandinavos como preparación térmica del cuerpo para soportar sin molestia la costumbre de revolcarse desnudo sobre la nieve, lo cual sí tiene un importante efecto vigorizante y de elevación del metabolismo. Lamentablemente, cuando se eliminó esa fuerte reacción térmica, que también es muy beneficiosa para la piel, se eliminaron todas las cualidades que tenía este proceso, dejando sólo los efectos perjudiciales.

Para aclarar más este tema de la sauna, que resulta muy difícil de aceptar para los que son aficionados a ella, les comentaré un experimento reciente relacionado con sus efectos sobre el metabolismo. Sabemos que una sesión de ejercicio concentrado eleva el metabolismo hasta un 100%

y lo mantiene por encima del nivel normal hasta siete horas después de finalizado, y hasta más de 24 horas si se han producido agujetas. Sin embargo, se ha demostrado que si después del entrenamiento realizamos dos tomas de sauna de 10 minutos cada una o una de 20 minutos, el metabolismo basal desciende inmediatamente por debajo del nivel normal.

Podemos afirmar, sin lugar a dudas, que el ejercicio concentrado es la opción ideal para todo aquel que desee mejorar su salud y su forma física, y además es fácil de hacer, ya sea en casa o en el gimnasio.

Si aún le queda alguna duda después de leer detenidamente este capítulo, le recomiendo que lo ponga a prueba durante un mes, tratando de seguir las indicaciones recibidas lo más meticulosamente posible. Utilice siempre una primera serie de calentamiento en cada ejercicio y nunca realice grandes esfuerzos en frío. Procure llegar casi al máximo de repeticiones posibles en cada una de las series siguientes. **Los resultados hablarán por sí solos.**

13

VENTAJAS ADICIONALES

El uso de la dieta isoproteica, con su abastecimiento permanente de aminoácidos y grasas, garantiza la capacidad de reacción del sistema inmunitario, facultad que puede marcar la diferencia entre la salud y la enfermedad.

La incorporación definitiva de la dieta isoproteica a nuestras costumbres alimenticias y su utilización durante largos períodos, combinada con una actividad física que potencie nuestros músculos, es la mejor garantía de salud y longevidad que podemos elegir. La perfecta regeneración celular y el óptimo funcionamiento de todo el organismo que se deriva de esta combinación repercute en todas las actividades humanas, tanto físicas como mentales.

A las consideraciones que hemos venido haciendo en este libro debemos añadir algunas ventajas más que se derivan del uso de la dieta isoproteica y de la práctica del ejercicio concentrado.

Quizá la más importante de todas ellas sea la mejora de la actividad cerebral. El tejido nervioso del cerebro está formado por unas células especiales llamadas neuronas, que están constituidas básicamente por proteínas. (Siempre se había considerado que las neuronas no se podían regenerar y ahora parece que hasta eso se está cuestionando.) Las neuronas se comunican entre sí por medio de los neurotransmisores (acetilcolina, adrenalina, noradrenalina, dopamina, serotonina, ácido glutámico, etc.), todos ellos son aminoácidos o están formados por la combinación de diversos aminoácidos, que, como sabemos, son los componentes de las proteínas. Por ejemplo, el ácido glutámico es un aminoácido que se considera un neurotransmisor de alta velocidad.

El buen funcionamiento del cerebro está muy relacionado también con la circulación de la sangre en su interior, no sólo por la importancia que tiene el aporte de sustancias precursoras de los neurotransmisores, sino por el extraordinario consumo de oxígeno del cerebro, que utiliza un 20% del gasto total del organismo, aunque sólo representa un 2% de su peso.

De ahí que las dietas tradicionales hipocalóricas, con bajo contenido de proteínas, al ser seguidas por personas débiles o con un ligero estado anémico, den lugar con tanta frecuencia a mareos y lipotimias que pueden llegar a provocar la pérdida total del conocimiento. En estas situaciones, un aumento considerable de la actividad física, sobre todo si es agotadora, será contraproducente, ya que el volumen de sangre que absorberán nuestros músculos se restará a la ya deficiente irrigación cerebral.

Por todas estas circunstancias resulta evidente que una buena alimentación y un óptimo funcionamiento del organismo es la mejor ayuda que podemos proporcionar a nuestro cerebro si deseamos exigirle un elevado rendimiento. En consecuencia, muchos expertos coinciden en que el desastroso desayuno que toman la mayoría de los niños, con un exceso de carbohidratos y una ausencia casi total de proteínas, es la principal causa del fracaso escolar y del bajo rendimiento de los estudiantes.

Es tan importante la relación entre la nutrición y la inteligencia que por su curiosidad e interés voy a resumir aquí los resultados de un estudio publicado hace algunos años por la revista *Nature* y realizado por el doctor Richard Lyson, del Departamento de Psicología de la New University of Ulster (Coleraine, Reino Unido), sobre la base del Test de Inteligencia (IQ) aplicado a 1.100 japoneses y 2.200 norteamericanos, representativos de sus respectivas poblaciones. Se utilizó la prueba Wechsler, considerada la más fiable, y se siguió la evolución del IQ japonés desde los nacidos en 1910.

Uno de los resultados más sorprendentes era el aumento gradual del cociente intelectual de los japoneses desde hacía 70 años. Mientras los japoneses nacidos en la primera mitad del siglo XX (1910-1956) tenían IQ situados entre 102 y 105, el de los nacidos entre 1966 y 1999 tienen una media de 108 a 115.

Las poblaciones de los países occidentales industrializados como Gran Bretaña, Francia, Bélgica, Alemania, Australia y Nueva Zelanda poseen, como media, un cociente intelectual casi idéntico al de Estados Unidos: 100.

Aunque partían de niveles semejantes, el aumento en Japón ha sido de unos 7 puntos, mientras que en el mundo occidental no se aprecia aumento.

Para el doctor Lyson y otros expertos es dudoso que un aumento tan importante y en tan poco tiempo pueda explicarse por modificaciones genéticas de la población. Por consiguiente, hay que buscar la explicación en el ambiente y sobre todo en la alimentación. Siendo el IQ medio de los japoneses de 111, el doctor Lyson hace notar que es el más alto del mundo, con más de 10 puntos de diferencia sobre el resto.

Entre los primeros comentarios aparecidos después de la publicación del informe Lyson están los de Alan M. Anderson, editorialista de la revista *Nature*, que subraya la importancia de una de las conclusiones de la encuesta: el 10% de las nuevas generaciones japonesas tenía un IQ igual o superior a 130, un nivel que se encuentra generalmente en grupos profesionales tales como investigadores, científicos, ingenieros, abogados y médicos, mientras que en los demás países este nivel sólo era alcanzado por un 2% de los individuos.

Aparte de los sociólogos. distintos investigadores médicos estudian con interés la evolución de la salud, talla y esperanza de vida de los japoneses. En 1940 los varones tenían una talla media de 1,61 m, mientras que en 2000 es de 1,79 m. El peso también ha aumentado en unos 7 kilos y medio.

Pero hay más, la esperanza de vida de los japoneses era la más alta del mundo (recientemente España ha igualado a Japón). Mientras que los varones norteamericanos tenían una esperanza de vida de 68 años, los franceses, ingleses y alemanes de 69 años y la de griegos e italianos llegaba hasta los 72, los japoneses lograron la cifra de 73 años para los hombres y 79 para las mujeres, que suelen vivir 6-7 años más en todos los países.

¿Cómo se explica todo esto? Añadamos que el medio ambiente es más hostil en Japón ya que las personas se concentran en ciudades masificadas como Tokio, Nagoya y Osaka. Hemos visto fotografías en las que empleados del metro de Tokio empujan a los viajeros para que puedan entrar en los atestados vagones, también hemos visto a los japoneses con mascarillas por la calle para defenderse de la tremenda contaminación. Es decir, su entorno es agresivo, hasta los hombres de negocio que no tienen tiempo de volver a dormir a su casa lo hacen en una especie de camas-nicho que tienen los hoteles porque el precio de una habitación normal resulta prohibitivo. Entonces, ¿cuál es la razón que ha motivado que los japoneses sean cada vez más inteligentes, más altos, más sanos y más longevos? La alimentación.

El doctor Asako Tohata, profesor de nutrición en la Universidad de Osaka, estima que los japoneses han cambiado porque se alimentan mucho mejor y comen más proteínas. (Japón es el país con mayor consumo de pescado del mundo, pero después de la guerra ha aumentado también, de manera espectacular, el consumo de carne: este aumento se calcula en casi dos kilos por persona y mes.) El doctor Tohata atribuye a ese aumento en el consumo de proteínas la mejoría en la capacidad intelectual, el aumento de talla y la esperanza de vida.

Es importante resaltar que en 2002 España igualó el récord de esperanza de vida japonés de 73 y 79 años y superó a Japón en el consumo de pescado por persona, ocupando así el primer puesto mundial.

La buena nutrición puede influir en la capacidad intelectual incluso antes del nacimiento. Existe un informe de la Organización Mundial de la Salud que indica que los hijos de madres que durante el embarazo han hecho una dieta rica en proteínas tienen mayor cociente intelectual.

Y hablando de embarazo, debemos comentar otra ventaja adicional de seguir la dieta isoproteica. Antes se decía que las embarazadas tenían que comer por dos y les permitían hacerlo de tal forma que los niños pesaban demasiado al nacer, con los tremendos sufrimientos y dificultades que para ambos suponía el parto.

Ya desde hace años, los ginecólogos recomiendan a las embarazadas que procuren no engordar demasiado, pues es mucho más sano y menos peligroso para la madre y para el niño que éste no pese mucho al nacer. Pero como por otro lado es muy importante que ambos estén fuertes y sanos para soportar el trauma que supone el momento del nacimiento, les recomiendan a las madres que estén bien alimentadas y que tomen vitaminas y minerales. Por desgracia, aún son muy pocos los ginecólogos que tienen en consideración el importante aumento en los requerimientos de proteínas durante el embarazo, y muy pocas las mujeres que tienen conocimientos dietéticos suficientes como para adaptar su dieta a esa demanda especial.

También hay que decir que a muchas mujeres les preocupa la acumulación de grasa durante el embarazo por la dificultad posterior de hacerla desaparecer. La dieta isoproteica lo que hace fundamentalmente es «supernutrir» el cuerpo humano, persiguiendo un rendimiento óptimo con la menor acumulación de grasa posible, por lo que es la dieta ideal para la preparación de un embarazo y un parto plenamente satisfactorios. De cualquier manera, recomiendo a aquella lectora que esté interesada en seguir esta dieta durante el embarazo que lo ponga en conocimiento de su ginecólogo y le informe detalladamente de sus costumbres alimenticias.

Otra ventaja adicional de la utilización de la dieta isoproteica es la mejora del desarrollo sexual de los adolescentes y de la capacidad sexual de los adultos. Es relativamente frecuente que los padres se preocupen del desarrollo sexual de sus hijos durante la pubertad, sobre todo, cuando ese desarrollo se empieza a considerar lento o retrasado. He tenido muchísimos casos de padres que han traído a mis gimnasios y consultorios a sus hijos para tratar de influir de alguna manera en su proceso de maduración sexual, por considerarlo retrasado o incorrecto.

Diría que en el 99% de los casos no son problemas de falta de actividad física, aunque ésta les pueda ser muy útil, sino de una mala alimentación durante la infancia y la pubertad. Es verdaderamente preocupante que se haya generalizado de tal forma el consumo de alimentos basura, de calorías vacías (caramelos, bollos, cereales, patatas, pastas, dulces y bebidas azucaradas) que roban su lugar a los verdaderos nutrientes que requiere el desarrollo infantil.

Da pena ver desnudarse en los vestuarios a estos muchachos inflados como globos, cargados de michelines y celulitis, con músculos blandos y débiles, acomplejados ante sus compañeros por la lenta evolución de sus órganos sexuales, que parecen corresponder a niños mucho más pequeños. Por fortuna, cuando se les cambia la alimentación (y si hacen ejercicio mucho mejor) su organismo reacciona tan favorablemente que en seis meses o un año parecen personas distintas y con su desarrollo totalmente normalizado. Este cambio tiene unos efectos extraordinariamente positivos en la sociabilidad, el afianzamiento de la personalidad y la autoestima.

Por lo que respecta a los adultos es evidente que la obesidad, la desnutrición, el mal estado físico y la falta de salud entorpece severamente la normal expresión de la sexualidad. Incluso desde el punto de vista psicológico, la persona que se encuentra insatisfecha con su propio cuerpo tiene una mayor dificultad para entregarse y disfrutar libremente de su vida sexual. La actividad sexual es, en definitiva, eminentemente física y en su calidad repercute inevitablemente la mala alimentación, la atrofia muscular que se deriva de ella, las consecuentes deficiencias hormonales e incluso la mala circulación sanguínea.

Aunque es un tema que no siempre se comenta, en mis 40 años de actividad profesional he conocido numerosos casos de personas que padecían disfunciones sexuales que, en la mayoría de los casos, eran consecuencia directa de una deficiente nutrición, principalmente casos de impotencia, eyaculación precoz, apatía, frigidez o anorgasmia y que, en muy poco tiempo y sólo con el cambio total de dieta y la correspondiente mejoría de la imagen física y de la salud, han desaparecido definitivamente o experimentado progresos espectaculares. En general, los deportistas y las personas que mantienen una buena forma física y se sienten satisfechos de su cuerpo disfrutan de una vida sexual mucho más plena y gratificante.

También podemos comentar como una ventaja adicional la protección que la dieta isoproteica proporciona en el intento de prevenir estrías, varices y hemorroides. Estos tres padecimientos tienen el mismo origen: la distensión y subsiguiente rotura de las células de determinadas zonas del cuerpo, producidas por la desnutrición celular, acompañada de una dilatación de los tejidos debida a la obesidad, o, con más razón, a la megarexia. Aparecen con más frecuencia en embarazadas, estreñidos, personas sedentarias y malnutridas, con sobrepeso y algunas veces, en aquellas que además abusan de las especias y el alcohol.

El desencadenante de estas enfermedades tiene su origen en el mantenimiento, durante largos períodos, de dietas con contenido de proteínas próximo o inferior al mínimo necesario para mantener la salud. Además, suelen ser dietas bajas en grasas esenciales. No olvidemos que la grasa es un nutriente fundamental para la elasticidad de la piel y de los tejidos musculares que recubren las arterias. Indudablemente, la forma segura de prevenirlas o mitigarlas cuando ya se han producido es utilizar la dieta isoproteica.

También es interesante hacer mención de la influencia que seguir la dieta isoproteica puede tener en la prevención y tratamiento de la alopecia o calvicie. Uno de los efectos más llamativos es el rápido fortalecimiento del pelo y las uñas, así como su mayor velocidad de crecimiento. Es lógico que estos efectos denoten una mejor salud capilar, que en muchos casos puede ser suficiente para detener o evitar la caída del cabello.

Dentro de las ventajas adicionales para la mujer debemos comentar la prevención de la fuerte reducción de la glándula mamaria que se produce después de la lactancia o tras una cura de adelgazamiento en la que se haya perdido mucha grasa. Realizada con suficiente anticipación, la dieta isoproteica, además de evitar la formación de estrías en el pecho durante el embarazo, asegura el mantenimiento del volumen de la glándula mamaria, compensando la pérdida de grasa y evitando la flacidez. Tengamos en cuenta que un pecho terso y erguido es, en su mayor parte, glándula mamaria (pura proteína) y tiene, en cambio, muy poca grasa. Es la acumulación de grasa y la pérdida de volumen de la glándula lo que facilita la caída del pecho. También la buena nutrición y regeneración de la piel ayuda al mantenimiento de un pecho bonito y sano.

Hagamos referencia al cáncer de mama, una epidemia que se ha ido extendiendo al mismo tiempo que ha ido empeorando la calidad de la alimentación. En el párrafo anterior comentamos la pérdida de volumen de la glándula mamaria durante el embarazo y el adelgazamiento, pero recordemos que esto mismo es lo que sucedía con el tejido muscular en los adelgazamientos basados en dietas bajas en proteínas y grasas. Igual que se consume el músculo y otros tejidos nobles con esas dietas también se consumen las células del tejido mamario. Más aún en el caso del embarazo, en el que los requerimientos nutricionales del feto son prioritarios, ¡hasta las muelas se les pican a las embarazadas! Y como comentaremos más adelante, si la transformación de una célula sana en cancerosa se debe a una degeneración celular por desnutrición, ese mismo proceso de desnutrición de la glándula mamaria puede ser el desencadenante del cáncer de mama.

También resulta muy importante la influencia de la dieta isoproteica en las niñas durante la pubertad, que es el período de formación de la glándula mamaria, pues es indudable que, además de los factores genéticos, la alimentación influye decisivamente en la formación de los lóbulos glandulares de la mama, que son pura proteína, y en el aumento de la secreción hormonal que se produce en esa etapa del desarrollo femenino, ya que las hormonas también son proteína. (Es muy elocuente el espectacular desarrollo del pecho que se produce en las niñas que pasan su infancia en granjas ganaderas y que se alimentan fundamentalmente de carne y leche.)

Sería muy conveniente que los principios de la dieta isoproteica se tuvieran en consideración al determinar el menú que reciben en hospitales y sanatorios los convalecientes de intervenciones quirúrgicas, heridas traumáticas y quemaduras. Está suficientemente demostrado que los procesos de cicatrización internos y externos se aceleran y perfeccionan al mantener una elevada concentración de aminoácidos circulantes en sangre, como garantiza la dieta isoproteica. Es una lástima que los importantes avances que se han logrado últimamente en cirugía no se vean correspondidos por una evolución más moderna de las dietas del convaleciente, que siguen siendo muy similares a las de hace 50 o 100 años.

Otra ventaja de seguir esta dieta es el fortalecimiento del sistema inmunológico. Sabemos que nuestro organismo se defiende del ataque de los virus, las bacterias, las toxinas, etc., e incluso de las células malignas o mutantes, mediante la acción de los glóbulos blancos o leucocitos que circulan por todo el cuerpo a través de la sangre, ayudados en su labor por los anticuerpos o inmunoglobulinas y antígenos. Pues bien, todos estos componentes de nuestro sistema inmunológico son cuerpos proteicos y por tanto están formados por aminoácidos. Y a pesar de que contamos con billones y billones de ellos en nuestro organismo, en ocasiones se ven superados y destruidos por el ataque de sus enemigos.

Y es en esta circunstancia cuando de la capacidad defensiva de la persona depende la salud o la enfermedad, cuando se hace evidente que el triunfo o el fracaso dependerá realmente de la capacidad de crear nuevos componentes del sistema inmunológico que reemplacen a los que han destruido los atacantes. Es fácilmente comprensible que si en ese momento disponemos de suficientes aminoácidos circulantes en sangre, que son la materia prima que necesitamos para fabricarlos, esa capacidad de reacción será inmediata. **El uso de la dieta isoproteica, con su abastecimiento permanente de aminoácidos, garantiza ampliamente la capacidad de reacción del organismo, que puede marcar la diferencia entre la salud y la enfermedad.**

La estimulación del sistema inmunitario también está despertando un interés creciente en la lucha contra el cáncer. Las técnicas de cirugía, radioterapia y quimioterapia están resultando efectivas cuando el cáncer se descubre en sus primeras fases y cuando el sistema inmunológico es suficientemente fuerte como para resistir el tratamiento. Muchos investigadores médicos en Europa, Estados Unidos e Israel parecen estar consiguiendo resultados esperanzadores en su empeño de estimular la formación de anticuerpos. También algunos científicos, y yo soy partidario de esa opinión, empiezan a creer que el cáncer se produce por una degeneración de células débiles y malnutridas, cuando esa degeneración coincide con una falla del sistema inmunitario. Recordemos, una vez más, que todas las células de nuestro cuerpo están compuestas de proteínas y grasas.

Aunque la medicina desconoce el origen del cáncer, son muchos los autores que aceptan que más del 40% de todos ellos se producen influidos por deficiencias nutricionales. Creo que a medida que se vaya dando la importancia que realmente tiene a la alimentación, se irá reconociendo que no es el 40%, sino un porcentaje muchísimo más elevado el de los cánceres que tienen su origen en una célula malnutrida y mal regenerada. Dicho de otra manera, creo que una célula perfectamente nutrida difícilmente se volvería cancerosa.

Aunque no tengo pruebas para decir que la dieta isoproteica sea una garantía infalible como preventivo del cáncer, si aceptamos que pueda ser cierto que la malnutrición es su principal desencadenante y que esta enfermedad se pueda producir por la degeneración de una célula que no recibe los necesarios aminoácidos, la dieta isoproteica sería una ayuda muy importante en su prevención.

14

NORMAS PRÁCTICAS ADICIONALES PARA LA CONFECCIÓN DE LA DIETA ISOPROTEICA

Empiece hoy, cada día que pasa
«no regresa jamás».

En el capítulo 5 dimos las bases para elaborar la dieta isoproteica de manera individualizada, según la tipología y necesidades de cada persona. Ahora vamos a indicar al lector, paso a paso, la forma de analizar su estado físico actual y averiguar su tipología para que pueda calcular, con la mayor precisión posible, la cantidad de proteína y grasa que su cuerpo necesita en cada toma de alimentos y los márgenes dentro de los cuales puede incluir carbohidratos en su alimentación.

Para el análisis de su estado físico actual, utilizaremos el cuestionario de requerimientos nutricionales que encontrará al final del libro. Para que pueda cumplimentarlo lo más detalladamente posible iremos comentando cada uno de los puntos por separado, ya que este cuestionario será el punto de partida para la elaboración de la dieta.

Aunque crea que se conoce bien, es conveniente que se desnude para tomarse las medidas delante de un espejo y se observe con detenimiento. Si no sabe su estatura, puede tomarla bien erguido, marcando con una regla paralela al suelo y por encima de la cabeza. El perímetro de hombros debe tomarse también erguido, con la espalda recta y los codos pegados al cuerpo. El del pecho, por debajo de las axilas y con el pecho totalmente expandido. El de las caderas, por la parte más ancha del glúteo. El del muslo, horizontal y a la altura de la ingle. El de la cintura, ligeramente contraída pero sin apretar la cinta métrica.

Estas medidas, junto con el peso corporal, constituyen una referencia muy importante que nos permitirá ir comprobando y comparando los resultados cada mes. Es imprescindible que anotemos la fecha cada vez que nos tomemos las medidas y el peso (no existe nada más motivante y gratificante que comprobar los resultados).

¿Cuánto tiempo hace que mantiene el mismo peso? Indique aproximadamente las variaciones que haya tenido en los últimos 4 o 5 años. ¿Desea bajar o subir de peso? Indique aproximadamente cuántos kilos. ¿Ha seguido algún tratamiento dietético? Descríbalo lo más detalladamente posible, con los resultados que obtuvo. ¿Sufre de estreñimiento? Muchas personas piensan que no porque evacuan su intestino diariamente, aunque este acto requiera grandes esfuerzos, pero esto también debe ser considerado como estreñimiento ya que, al final, se acaba teniendo hemorroides.

Si padece alguna enfermedad crónica o sigue algún tratamiento médico debe consultarlo con su médico, aunque la dieta isoproteica no entrañe ningún peligro en sí, ya que se trata de una alimentación mucho más sana, completa y nutritiva que cualquier otra.

¿En qué fecha se hizo el último análisis de sangre? Si fue hace más de un año, debe hacerse otro. Un análisis de sangre anual y revisado por un médico permite detectar a tiempo muchas anomalías que, abandonadas, podrían traer graves consecuencias.

Indique, lo más detalladamente posible, todo lo que come y bebe al día, incluyendo postres, pan o acompañantes y bebidas. Siempre deberá referirse a comidas término medio y tipo de alimentación más frecuente.

A la hora de analizar el cuestionario, éste se divide en tres partes:

1) Una primera destinada a determinar la tipología y el estado actual de la persona. Para simplificar su calificación cuando la realice usted mismo le bastará con utilizar las tres categorías básicas que comentamos en el capítulo 5 (categoría A, B y C) y en función de esa calificación determinar los gramos de proteínas y grasas que necesita tomar en cada comida.

   Si pertenece usted a la categoría A o se considera afectado por la megarexia habrá indicado en el cuestionario que tiene sobrepeso, que desea adelgazar más de 10 kilos, que tiene zonas con mayor acumulación de grasa, cosa que por otro lado se corroboraría con las medidas, que tiene celulitis (no imprescindiblemente) y que padece de estreñimiento o es propenso a padecerlo.

   Multiplicando su peso corporal por 1,5 sabrá los gramos de proteína que necesita tomar al día y multiplicándolo por 0,75, los de grasa. Deberá dividir estas cantidades por el número de comidas diarias (6, o preferiblemente 7) y sabrá, aproximadamente, la cantidad de proteínas y grasas que deberá tomar en cada comida.

   Si pertenece usted a la categoría B, puede deberse a dos circunstancias:

- Tendrá usted sobrepeso y constitución fuerte, con grasa dura, con poca o ninguna celulitis y poco o ningún problema de estreñimiento, o
- no tendrá sobrepeso ni mucha acumulación de grasa pero ésta es blanda, con propensión a la celulitis y predisposición al estreñimiento.

En estas dos circunstancias multiplicará su peso corporal en kilos por 2 para obtener el número de gramos de proteínas diarias y por 1 para el de grasas. Cifras que dividirá por el número de comidas que realice al día.

Si por el contrario pertenece a la categoría C, habrá contestado que tiene muy poca grasa, nada de celulitis o muy poca, sin problemas de estreñimiento y que, en general, desea aumentar de peso y de músculo. Multiplicará su peso por 2,5 para los gramos de proteínas diarias y por 1,25 para los de grasa. Y dividirá ambos números por el total de comidas diarias.

2) La segunda parte nos sirve para conocer sus costumbres alimenticias y adaptar, dentro de lo posible, la dieta isoproteica a esas costumbres, al tiempo que detectamos las deficiencias y los excesos nutricionales que será necesario corregir.

En líneas generales, si usted padece de megarexia o pertenece a la categoría A, necesitará reducir drásticamente el enorme exceso de carbohidratos que contiene su alimentación y aumentar su ingestión de proteínas, y posiblemente de grasas, hasta llevarlas a los niveles recomendados para su peso. De ser posible, realizará 7 tomas de alimentos al día para evitar las dilataciones del estómago y lograr que vuelva a su tamaño ideal. Pondrá especial atención en la ingestión de fibra, ayudándose con suplementos, para corregir o evitar el estreñimiento y mantendrá muy elevado el consumo de agua, al tiempo que evita otros líquidos que puedan contener azúcar o alcohol.

Si está en la categoría B también necesitará reducir sustancialmente el exceso de carbohidratos y vigilar meticulosamente la ingestión de grasas, pues si pertenece al primer grupo de esta categoría las estará tomando en suficiente cantidad o puede que hasta en exceso, pero si pertenece al segundo grupo es seguro que su ingestión es muy deficitaria. En ambos casos precisará incrementar y repartir adecuadamente la toma de proteínas.

Y si pertenece a la categoría C deberá vigilar el número de comidas e incrementar el consumo de proteínas y grasas, teniendo en cuenta las mayores necesidades proteicas y energéticas que su elevado metabolismo requiere. En todas las categorías debemos incluir una suplementación de vitaminas y minerales acorde con el peso corporal y la proporción de tejidos nobles.

3) La última parte del cuestionario nos indica el incremento de gasto calórico que producen nuestras actividades y que nos podría permitir ser menos estrictos con la ingestión de los carbohidratos.

Si usted pertenece a las categorías A y B sería muy conveniente que procurara aumentar la actividad física para potenciar su tono muscular y su metabolismo siguiendo las pautas indicadas en el capítulo 12. E incluso si pertenece a la categoría C es muy posible que siguiendo esas mismas indicaciones pueda mejorar sustancialmente sus resultados actuales.

Es muy importante valorar las horas de descanso nocturno, tanto por si fueran insuficientes (para compensar el desgaste de las actividades físicas o mentales que desarrollamos) como por si fueran excesivas para una vida sedentaria.

Conviene recordar que la noche es el único momento en el que nuestro cuerpo no va a recibir alimentos en 7, 8 o 9 horas y que el proceso de regeneración muscular de todas las células que componen nuestro organismo no se detiene durante ese período.

Recientemente, se ha empezado a recomendar a los deportistas de alto nivel que intercalen una toma de proteínas y grasas en mitad de su descanso nocturno. Está demostrado que mejora su rendimiento y aumenta su tono muscular, ya que evita el proceso catabólico que se produce al paralizarse la circulación de aminoácidos en sangre. Evidentemente, esto sólo es válido para aquellos que no tienen ninguna dificultad para volver a quedarse dormidos, como debe suceder si se lleva una buena alimentación y se realiza una actividad física mediana o alta.

En resumen, una vez definidas las líneas maestras de nuestros requerimientos nutricionales, procederemos a confeccionar por escrito el horario de comidas y su composición, teniendo en cuenta las circunstancias personales de actividad, horarios y lugar donde se vayan a realizar las tomas de alimentos.

En todos los casos en los que deseemos obtener rápidos resultados será conveniente suplementar la ingestión proteica mediante la toma de extractos naturales de proteínas de alta concentración, como el Vitality 95 %, que, sobre todo en los casos de megarexia o en los de personas de las categorías A y B, debe constituir la base de 3 o 4 tomas diarias de alimentos.

En casos extremos puede hacerse necesaria la utilización de cápsulas de aminoácidos esenciales puros o aminoácidos ramificados para estimular la síntesis proteica celular, la producción natural de la hormona del crecimiento y la mejora del tono muscular, así como la utilización de otros suplementos que ayuden a la movilización de grasas que lleven muchos años acumuladas.

Los cambios en las costumbres alimenticias pueden exigir modificaciones de la composición enzimática de nuestro aparato digestivo, que en algún caso puede dar lugar a reacciones que, aunque inofensivas, pueden resultar molestas, como meteorismo, diarrea o estreñimiento, dolores estomacales, etc. Será conveniente entonces realizar los cambios de manera suave y progresiva. En casos extremos será necesario ayudarse con alguno de los preparados enzimáticos que se encuentran en el mercado.

Tengamos en cuenta que cada persona es un mundo, es única e irrepetible, tiene distinta genética, distintas costumbres alimenticias, distinta actividad física, distinto peso, distinta composición corporal, duerme distintas horas, etc. Dada la diversidad de factores que determinan el gasto calórico de cada persona durante las 24 horas del día y las pequeñas variaciones inevitables en la dosificación de los alimentos, es probable que usted no acierte a la primera en la composición exacta de su dieta, ya que no dispone como nosotros de parámetros estadísticos comparativos, de medios informáticos especializados o de equipo técnico, pero siguiendo las normas básicas indicadas en el capítulo 5 y en este último, es fácil llegar a una aproximación razonable. Con los resultados que usted mismo observe en los primeros 30 días, en los que ya se deben apreciar cambios importantes, podrá realizar una primera corrección, si fuera necesaria, de las cantidades de alimentos en cada toma y posteriormente ir modificando la dieta en función de resultados y objetivos.

Tenga siempre presente que la primera regeneración completa de su tejido muscular y de gran parte de sus órganos internos tarda unos 6 meses en producirse.

Si transcurridos dos meses de aplicación de la dieta isoproteica los resultados le indican que su organismo no ha reaccionado como esperaba, será conveniente que revise cuidadosamente todas las modificaciones que ha introducido en sus costumbres alimenticias, pues es muy posible que algo se le haya pasado por alto y puede que incluso necesite el asesoramiento de un experto. Estamos tan acostumbrados a comer y beber cosas que parecen inofensivas y que son gravemente perjudiciales que no es de extrañar que se puedan tomar, sin darnos cuenta, gran cantidad de calorías vacías.

Para consultas visite www.adelgazarsinmatarse.com o comuníquese directamente conmigo en: brugosdiet@yahoo.com

CONCLUSIÓN

Éste es el momento ideal para dar
un giro total a su vida.

Parafraseando la célebre sentencia que dice «a partir de los 40 años cada uno es responsable de su cara», y gracias a los espectaculares resultados que se están obteniendo hoy día con la utilización de la dieta isoproteica, podemos afirmar rotundamente que «a partir de los 20 años cada uno es responsable de su propio cuerpo».

Mientras somos niños dependemos de nuestros padres, de sus costumbres, gustos, forma de ser y de alimentarse, por lo que nuestro cuerpo, al llegar a la mayoría de edad, suele ser parecido al suyo y el resultado de las costumbres alimenticias que nos han inculcado, generalmente con la mejor intención del mundo, aunque con frecuencia con resultados desastrosos.

Pero a partir del momento en que alcanzamos la mayoría de edad, empezamos o, al menos, deberíamos de empezar a ser responsables de nuestra persona. Nuestro futuro nos pertenece, ya que hemos tenido la suerte de vivir en una época en la que los avances científicos nos permiten aprender a cuidar nuestro cuerpo como no tuvieron oportunidad de hacerlo nuestros padres y antepasados.

Hay mucha gente que es muy guapa o tiene muy buena genética y presume de estar en muy buena forma sin hacer nada por cuidarse y comiendo de todo, esto les suele durar lo mismo que la juventud, es decir, casi nada. Tiene poco mérito quien presume de ser guapo, de tener buena genética o de haber nacido en determinado lugar, pues ésos no son méritos suyos, en todo caso serán méritos de sus padres o de la casualidad. Muchas veces, quien presume de dónde ha nacido o de cómo le hicieron sus padres es porque no tiene ningún mérito propio del que presumir.

También hay mucha gente que culpa a sus padres o a la sociedad por ser feo o por estar hecho una pena, sinceramente, creo que el que así piensa está engañándose a sí mismo y dejando de asumir su propia responsabilidad. No es que sea difícil cuidar la alimentación y hacer ejercicio, es que es más fácil no hacer nada.

No existe ninguna razón sensata que nos obligue a conformarnos con un cuerpo en peor forma física de la que nos gustaría tener. Cuando se es joven no se suele dar mucha importancia al cuidado del cuerpo porque nos parece que falta mucho para que dejemos de ser jóvenes y podamos sufrir achaques o enfermedades. Pero la realidad es que los años pasan mucho más deprisa de lo que nos parece y cuando tengamos 40, 50 o 60 años cada vez irá siendo más cierto que tendremos el cuerpo que nos merezcamos. Solamente la desidia, la apatía o la ignorancia serán las que nos conduzcan a una muerte prematura y a una vida cargada de enfermedades y padecimientos, con un cuerpo blando y amorfo producido por la mala alimentación y con la atrofia de músculos y órganos que provoca el sedentarismo. De nosotros depende nuestro cuerpo y nuestra salud, la decisión es nuestra.

Como en todas las circunstancias de la vida, para los gustos se hacen los colores y siempre habrá personas que prefieran seguir estando gordas o malnutridas antes que tener que esforzarse en cuidar su alimentación o hacer ejercicio.

Pero si tú, querido amigo o amiga, has decidido disfrutar más plenamente de la vida, cuidando tu cuerpo y tu salud, desde hoy mismo ¡no permitas que nadie te desanime!

Encontrarás gente que te diga que no merece la pena el esfuerzo, que ¿para qué vas a mejorar?, que todo el mundo engorda y se atrofia con la edad, que lo único importante es el cerebro, que muchos hombres famosos han sido gordos o enfermizos, incluso encontrarás gente muy cercana a ti a quien le dará rabia o envidia que tú mejores y él no.

Observa con detenimiento a los que así te hablen y reflexiona sobre cómo son y cómo cuidan su cuerpo, ¿a ti te gustaría ser como ellos? Si es así, olvídate de la dieta isoproteica y de los consejos de este libro, si te conformas con un cuerpo normal y una vida normal no necesitarás cuidarte demasiado.

Si por el contrario lo que tú deseas es tener «un cuerpo 10» y una «salud 10» es evidente que necesitas seguir «una dieta 10», y esa dieta está en tus manos. Si quieres rectificar, antes de que sea demasiado tarde, corrigiendo el deterioro que a tu organismo le puedan haber causado años de una nutrición inadecuada, ésta es tu oportunidad, sigue el ejemplo de los miles de personas que han adoptado ya la dieta isoproteica y han experimentado un cambio tan importante en sus vidas que han asimilado sus principios nutricionales para el resto de su existencia.

Cuanto más difícil sea tu caso más me gustaría poder ayudarte, toda mi experiencia estará a tu disposición y mi mayor satisfacción será haber podido contribuir a tu salud y felicidad, porque «la verdadera calidad de vida empieza por cuidar tu propio cuerpo».

Toma hoy mismo la decisión de empezar a cuidarlo y podrás disfrutar de la maravillosa filosofía que impregnó el pensamiento de Arthur Schopenhauer cuando dijo: «Envejeced conmigo, lo mejor está por llegar».

TABLAS DE COMPOSICIÓN QUÍMICA DE LOS ALIMENTOS

ACEITES Y GRASAS

NOMBRE DE LOS ALIMENTOS	PORCIÓN COMEST.	AGUA g	ENERGÍA kcal	PROTEÍNA g	GRASA g	HIDRATOS g
Aceite de cacahuete	100	0	900	0	100	0
Aceite de girasol	100	0	900	0	100	0
Aceite de maíz	100	0	900	0	100	0
Aceite de oliva	100	0	900	0	100	0
Aceite de soja	100	0	900	0	100	0
Manteca de cerdo	100	10	785	5	85	0
Mantequilla	100	16	752,5	0,6	83,3	0,1
Margarina vegetal	100	16,8	747,8	0	83	0,2
Mayonesa	100	19,2	717,7	1,8	78,9	0,1
Mayonesa light	100	55,4	353,4	0,2	35	9,4
Nata o crema de leche	100	63	298	3	30	4

AZÚCARES Y DULCES

NOMBRE DE LOS ALIMENTOS	PORCIÓN COMEST.	AGUA g	ENERGÍA kcal	PROTEÍNA g	GRASA g	HIDRATOS g
Azúcar	100	0,5	398	0	0	99,5
Bombones	100	8	474	4,8	21,2	66
Cacao amargo	100	0	480	20	16	64
Cacao azucarado en polvo	100	0,5	438,5	9,8	8,1	81,6
Caramelos	100	5	381	0,8	0,2	94
Chocolate con azúcar	100	1,4	547,4	5	30,6	63
Chocolate con leche y azúcar	100	3	548	7	32	58
Dulce de membrillo o pasta de frutas	100	42,9	228,4	0,1	0	57
Gelatina o jalea con azúcar	100	35	260	0	0	65
Gelatina o jalea sin azúcar	100	30	280	35	0	35
Melocotón en almíbar	100	77,6	89,6	0,4	0	22
Mermelada	100	29,4	282,9	0,5	0,1	70
Mermelada light (sin azúcar)	100	64,3	144,3	0,4	0,3	35
Miel	100	23,3	307,8	0,5	0,2	76
Nocilla	100	4	545	5,5	32,2	58,3
Piña en almíbar	100	77,6	89,6	0,4	0	22

BEBIDAS ALCOHÓLICAS (Insignificante % de grasa)

NOMBRE DE LOS ALIMENTOS	PORCIÓN COMEST.	AGUA g	ENERGÍA kcal	PROTEÍNA g	ALCOHOL g	HIDRATOS g
Aguardiente y orujo	100	50	350	0	50	0
Anís	100	40	330	0	30	30
Cava, vinos espumosos, champán, etc.	100	91,85	56,6	0	8	0,15
Cerveza	100	92,5	39,6	0,3	3,2	4
Cerveza light	100	95,2	21	0,2	0,6	4
Cerveza negra	100	92,8	37,5	0,3	2,9	4
Coñac, ginebra, ron, whisky, vodka, etc.	100	65	245	0	35	0
Sidra dulce	100	93,2	32,6	0	1,8	5
Sidra seca	100	95	35	0	5	0
Vermut	100	70,7	162,2	0,3	15	14
Vino de mesa	100	87	85	0	11	2
Vinos dulces (málaga, oporto, etc.)	100	70,8	161,8	0,2	15	14
Vinos finos (jerez, manzanilla, etc.)	100	80,9	124,4	0,1	16	3

BEBIDAS (Otras)

NOMBRE DE LOS ALIMENTOS	PORCIÓN COMEST.	AGUA g	ENERGÍA kcal	PROTEÍNA g	GRASA g	HIDRATOS g
Batidos lácteos	100	80,7	100,2	3,8	4,6	10,9
Café sin azúcar	100	98,8	5,3	0,3	0,1	0,8
Refrescos, colas, gaseosas en general	100	88	48	0	0	12
Soda, sifón, agua carbonatada, etc.	100	100	0	0	0	0
Té sin azúcar	100	99,5	2	0,1	0	0,4
Zumos de frutas	100	88,2	47,2	0,3	0	11,5

CARNES, EMBUTIDOS Y PRODUCTOS CÁRNICOS

NOMBRE DE LOS ALIMENTOS	PORCIÓN COMEST.	AGUA g	ENERGÍA kcal	PROTEÍNA g	GRASA g	HIDRATOS g
Bacon o panceta	100	0,5	398	0	99,5	0
Buey (graso)	95	67,2	194,2	20,2	12,6	0
Buey (semigraso)	95	68,3	178,8	21,3	10,4	0
Buey (magro o solomillo)	100	74,5	122	21,5	4	0
Butifarra y salchicha fresca	97	53,8	344,8	13	32	1,2
Caballo	100	77	102	21	2	0
Carne picada y hamburguesas	100	59,6	266,1	14,2	20,9	5,3
Cerdo (chuleta)	72	54,6	331,6	15,4	30	0
Cerdo (hígado)	100	73	133	20,5	5	1,5
Cerdo (lomo)	92	70,5	175,5	18	11,5	0
Chicharrón, cabeza de cerdo o jabalí	94	21	606	21	58	0
Chorizo y sobrasada	97	38,2	467,2	17,8	44	0
Codorniz y perdiz	70	74,1	111,1	24	1,5	0,4
Conejo o liebre	65	70	160	22	8	0
Cordero (costillas)	50	64	234	18	18	0
Cordero (hígado)	100	73	130,5	20,5	4,5	2

CARNES, EMBUTIDOS Y PRODUCTOS CÁRNICOS (continuación)

NOMBRE DE LOS ALIMENTOS	PORCIÓN COMEST.	AGUA g	ENERGÍA kcal	PROTEÍNA g	GRASA g	HIDRATOS g
Cordero (pierna y paletilla)	70	63,5	241	17,5	19	0
Foie-gras o paté	100	34	509	7	49	10
Jamón cocido, jamón york, lacón, etc.	100	57,2	286,2	19,8	23	0
Jamón serrano	94	50	360	18	32	0
Lomo embuchado	98	50	355	19	31	0
Mollejas	100	76,6	134,6	15,2	8,2	0
Morcilla	97	40	430	19	38	3
Mortadela	100	59	284	17	24	0
Pato	89	62,5	225	22	15	0,5
Pavo	85	63,8	190,8	27	9,2	0
Pollo y gallina (bruto)	70	76	136	16	8	0
Pollo (en filetes)	100	75,9	112,4	20,9	3,2	0
Pollo (hígado)	100	73,8	124,3	19,4	3,9	2,9
Salchicha tipo frankfurt	100	60,5	270,5	14	22,5	3
Salchichón	100	44,5	402	18	36	1,5
Ternera (bistec)	92	70,1	166,6	20,5	9,4	0

CARNES, EMBUTIDOS Y PRODUCTOS CÁRNICOS (continuación)

NOMBRE DE LOS ALIMENTOS	PORCIÓN COMEST.	AGUA g	ENERGÍA kcal	PROTEÍNA g	GRASA g	HIDRATOS g
Ternera (chuletas)	79	63	243	18	19	0
Ternera (hígado)	100	73,1	128,1	19,5	4,1	3,3
Ternera (lengua)	100	69	197	16,4	14,6	0
Ternera (riñón)	100	80	100	16	4	0
Ternera (sesos)	100	81	117,5	10,4	8,3	0,3
Ternera (solomillo)	100	76,9	108,4	19,9	3,2	0

CEREALES Y DERIVADOS

NOMBRE DE LOS ALIMENTOS	PORCIÓN COMEST.	AGUA g	ENERGÍA kcal	PROTEÍNA g	GRASA g	HIDRATOS g
Arroz blanco	100	6,5	380	7,3	1,2	85
Arroz integral	100	7,2	376,7	7,7	1,1	84
Avena	100	14,4	367,4	14	5	66,6
Cereales de desayuno	100	6,4	376,4	5,9	0,4	87,3
Cereales de desayuno con miel	100	4,1	384,6	4,2	0,2	91,5
Cereales de desayuno integrales (All bran)	100	36,5	271,5	11	3,5	49
Corn flakes	100	7,9	370,9	7,2	0,5	84,4
Chocokrispis	100	6,3	379,8	5,1	1	87,6
Harina integral	100	17	339,5	10,5	1,5	71
Harina de maíz	100	13,8	360,3	9,1	3,1	74
Harina de trigo	100	11,4	365,4	9,4	2,2	77
Krispis	100	7,3	372,8	6,1	0,4	86,2
Maíz cocido desgranado	100	87	53	1,1	0,2	11,7
Pan blanco	100	34	268,5	7,1	0,9	58
Pan de centeno	100	41	241	7	1	51
Pan integral	100	41,7	239,7	8	1,3	49
Pasta (fideos, macarrones, etc.)	100	6,7	380,7	12,8	1,5	79
Sémola de trigo	100	6,7	380,7	12,8	1,5	79

FRUTAS

NOMBRE DE LOS ALIMENTOS	PORCIÓN COMEST.	AGUA g	ENERGÍA kcal	PROTEÍNA g	GRASA g	HIDRATOS g
Aguacate	39	78,7	156,2	1,7	14,2	5,4
Albaricoque	91	89,3	42,8	0,8	0	9,9
Cerezas y guindas	86	84,5	64,5	1	0,5	14
Chirimoyas	60	79,8	81,8	1	0,2	19
Ciruelas	89	87,7	49,7	0,7	0,1	11,5
Coco limpio	100	17	632	6	60	17
Frambuesa, fresa y fresón	93	91,6	36,6	0,8	0,6	7
Granada	94	92	32,5	0,3	0,1	7,6
Higos y brevas	87	81,8	73,3	1,1	0,1	17
Kiwi	86	89,4	44,4	1	0,4	9,2
Limón	62	89,9	40,9	0,3	0,1	9,7
Mandarina	72	89,2	43,7	0,8	0,1	9,9
Manzana	84	87,4	51,9	0,3	0,3	12
Melocotón	87	87,4	50,9	0,5	0,1	12
Melocotón en almíbar	100	77,6	89,6	0,4	0	22
Melón	60	92,7	29,7	0,7	0,1	6,5
Membrillo	61	92,4	30,9	0,4	0,1	7,1
Moras	100	92,1	36,6	0,9	1	6
Naranja	73	90,1	40,1	0,8	0,1	9

FRUTAS (continuación)

NOMBRE DE LOS ALIMENTOS	PORCIÓN COMEST.	AGUA g	ENERGÍA kcal	PROTEÍNA g	GRASA g	HIDRATOS g
Nectarina	85	82,2	71,2	0,6	0	17,2
Nísperos	65	78,9	86,9	0,4	0,5	20,2
Olivas o aceitunas	82	69,3	232,8	0,7	22	8
Pera	88	85,2	59,7	0,4	0,1	14,3
Piña	58	87,3	51,3	0,5	0,1	12,1
Piña en almíbar	100	75,6	97,6	0,4	0	24
Plátano	65	77,5	91,5	1,2	0,3	21
Pomelo	65	92,8	29,8	0,5	0,2	6,5
Sandía	52	92,9	28,9	0,3	0,1	6,7
Uvas	93	80,9	78,9	0,6	0,5	18
Uva pasa	100	19,9	325,9	3	1,1	76
Zumo de fruta	100	87,9	48,4	0,3	0	11,8

FRUTOS SECOS

NOMBRE DE LOS ALIMENTOS	PORCIÓN COMEST.	AGUA g	ENERGÍA kcal	PROTEÍNA g	GRASA g	HIDRATOS g
Almendras	100	8,5	636	20	54	17.5
Anacardos	100	8	580,5	17,5	42,5	32
Avellanas	100	16	638,5	14,5	60,5	9
Cacahuetes	100	9,5	584,5	25	44,5	21
Castañas	84	53,4	199,4	3,5	2,6	40,5
Ciruelas secas	85	27,3	292,8	2,3	0,4	70
Dátiles	86	26,4	296,4	2,2	0,4	71
Ganchitos	100	6,9	503,4	9,9	26,2	57
Girasol (pipas)	72	9	579	27	43	21
Higos secos	100	40,5	248	3,5	2	54
Nueces	100	12	649,5	14,5	59,5	14
Pasas	100	19,9	325,9	3	1,1	76
Piñones	100	10	660	15	60	15

HUEVOS

NOMBRE DE LOS ALIMENTOS	PORCIÓN COMEST.	AGUA g	ENERGÍA kcal	PROTEÍNA g	GRASA g	HIDRATOS g
Claras	100	88,7	46,2	11	0,2	0,1
Huevos enteros (sin cáscara)	100	75	158	13,2	11,6	0,2
Yemas	100	50,7	362,2	16	33	0,3

LÁCTEOS Y DERIVADOS

NOMBRE DE LOS ALIMENTOS	PORCIÓN COMEST.	AGUA g	ENERGÍA kcal	PROTEÍNA g	GRASA g	HIDRATOS g
Cuajada	100	81	96,5	13,6	4,1	1,3
Helados	100	59,9	210,9	4,5	10,1	25,5
Leche de cabra	100	87,1	74,1	3,8	4,5	4,6
Leche de oveja	100	83,9	96,9	5,3	6,5	4,3
Leche de vaca	100	88	67	3,4	3,8	4,8
Leche de vaca concentrada	100	72,4	155,4	8,1	9	10,5
Leche de vaca condensada azucarada	100	25,7	346,7	9,4	9,9	55

LÁCTEOS Y DERIVADOS (continuación)

NOMBRE DE LOS ALIMENTOS	PORCIÓN COMEST.	AGUA g	ENERGÍA kcal	PROTEÍNA g	GRASA g	HIDRATOS g
Leche de vaca desnatada	100	91,3	35,3	3,5	0,1	5,1
Leche de vaca en polvo	100	11	486	25,5	26	37,5
Leche de vaca en polvo desgrasada	100	8	373	37,8	1	53,2
Leche de vaca semidesnatada	100	90,3	46,8	3,2	1,6	4,9
Nata	100	48,2	448,2	1,5	48,2	2,1
Natillas y flanes	100	75,2	120,2	3,8	4,2	16,8
Petit Suisse natural	100	73,9	172,4	8,4	13,6	4,1
Petit Suisse sabores	100	69,9	164,4	7,8	8,8	13,5
Queso blanco desnatado	100	84,7	69,2	10,5	1,6	3,2
Queso Camembert	83	52	312	20	24	4
Queso de bola	95	44	349	29	25	2
Queso de Burgos	100	70	175	15	11	4
Queso de Cabrales	95	44	389	21	33	2
Queso Emmental	100	37,5	415	28	33	1,5
Queso en porciones	100	57,5	280	18	22	2,5
Queso gallego	95	47	352	23	28	2

LÁCTEOS Y DERIVADOS (continuación)

NOMBRE DE LOS ALIMENTOS	PORCIÓN COMEST.	AGUA g	ENERGÍA kcal	PROTEÍNA g	GRASA g	HIDRATOS g
Queso Gruyère	100	39,5	392	29	30	1,5
Queso manchego fresco	95	48,1	334,6	26	25,4	0,5
Queso manchego semicurado	95	41,8	376,3	29	28,7	0,5
Queso manchego curado	95	35	420	32	32	1
Queso mozzarella	100	45,5	323	30	21	3,5
Queso Parmesano	100	33	393	40	25	2
Queso Roquefort	95	41	411	23	35	1
Requesón	100	81	96	13,6	4	1,4
Yogurt (natural)	100	90,2	44,7	4,2	1,1	4,5
Yogurt de sabores	100	77,9	93,9	4	1,1	17
Yogurt desnatado (natural)	100	90,1	40,6	4,5	0,2	5,2
Yogurt desnatado de sabores	100	76,3	96,8	4,3	0,4	19
Yogurt enriquecido	100	88,9	62,4	3,8	3,6	3,7

LEGUMBRES

NOMBRE DE LOS ALIMENTOS	PORCIÓN COMEST.	AGUA g	ENERGÍA kcal	PROTEÍNA g	GRASA g	HIDRATOS g
Garbanzos	100	18,3	351,8	18,7	5	58
Guisantes secos	100	20,1	331,1	21,6	2,3	56
Habas secas	100	17,3	339,3	23	1,7	58
Judías blancas, pintas, frijoles, etc.	100	19,5	329,5	19	1,5	60
Lentejas	100	18,4	335,4	23,8	1,8	56
Soja en grano	100	17	422	31	18	34

PASTELERÍA

NOMBRE DE LOS ALIMENTOS	PORCIÓN COMEST.	AGUA g	ENERGÍA kcal	PROTEÍNA g	GRASA g	HIDRATOS g
Bollería	100	17,2	446,2	7	23	52,8
Bombones	100	8	474	4,8	21,2	66
Buñuelos	100	78,3	123,3	8,1	7,3	6,3
Cruasán y Donut	100	0,2	475,2	5,4	15,2	79,2
Cruasán de chocolate y similares	100	6,1	485,6	6,4	22	65,5
Churros y porras	100	35,4	358,4	4,6	20	40
Galletas saladas	100	0,8	459,3	10,8	12,5	75,9
Galletas tipo María	100	4	424	7	8	81
Magdalenas	100	10,2	490,7	6,5	26,3	57
Pastas	100	0,2	475,2	5,4	15,2	79,2
Pastel de hojaldre con frutas	100	0,1	475,6	5,5	15,2	79,2
Pastel de manzana	100	41,2	310,7	3,5	15,1	40,2
Pastel de queso	100	22,6	395,6	19,8	17,2	40,4
Pasteles y repostería	100	25,5	399	5,2	20,2	49,1
Sobaos	100	15,8	432,3	8,8	19,1	56,3
Turrones y mazapanes	100	8,7	484,7	10	23,9	57,4

PESCADOS, MARISCOS, MOLUSCOS Y CRUSTÁCEOS

NOMBRE DE LOS ALIMENTOS	PORCIÓN COMEST.	AGUA g	ENERGÍA kcal	PROTEÍNA g	GRASA g	HIDRATOS g
Abadejo	56	81,9	75,9	17,4	0,7	0
Almejas, chirlas, berberechos, etc.	15	88,4	49,9	10,9	0,7	0
Almejas, berberechos, etc., en conserva	100	88,8	47,3	10,7	0,5	0
Ancas de rana	50	83,2	68,7	16,5	0,3	0
Anchoas	77	70,6	162,6	20	9	0,4
Anchoas, sardinas, arenques, etc., en conserva	70	65,9	201,9	21	13,1	0
Anguila	76	67,9	213,4	15,1	17	0
Angulas	100	68,2	204,7	16,3	15,5	0
Arenque	61	73	153	18	9	0
Arenque ahumado	61	65	200	23	12	0
Arenque seco	59	77	122	17	6	0
Atún y bonito	94	62,5	212,5	25	12,5	0
Atún y bonito en conseva en aceite	100	55	285	24	21	0
Atún y bonito en escabeche	100	63	213	24	13	0
Bacalao fresco	48	81	86	17	2	0
Bacalao salado remojado	90	73,6	107,6	26	0,4	0
Bacalao seco	80	22,5	322,5	75	2,5	0

PESCADOS, MARISCOS, MOLUSCOS Y CRUSTÁCEOS (continuación)

NOMBRE DE LOS ALIMENTOS	PORCIÓN COMEST.	AGUA g	ENERGÍA kcal	PROTEÍNA g	GRASA g	HIDRATOS g
Besugo	57	78,5	111	16,5	5	0
Boquerón	70	75,8	128,3	17,6	6,3	0,3
Caballa	60	74,2	153,2	15	10	0,8
Calamares, sepia y similares	70	81,6	80,1	17	1,3	0,1
Calamares en conserva y similares	100	80,9	86,4	17	2	0,1
Cangrejos, nécoras, centollos y similares	44	82	80	16	1,6	0,4
Caracoles	20	83,2	72,7	15,7	1,1	0
Caviar	100	58	233	29	13	0
Chanquete	100	84	79	11,4	3	1,6
Cigala, langosta y bogavante	38	81,8	78,8	17	1,2	0
Congrio	70	76,9	106,9	19,5	2,9	0,7
Dorada	55	82	77	17	1	0
Gallo	69	83	73	16	1	0
Gambas, langostinos y camarones	47	78,7	91,7	20	1,3	0
Lenguado	52	83	73	16	1	0
Lubina	66	80	95	17	3	0
Mejillones	30	84,8	69,8	11,4	1,8	2
Mejillones en conserva	100	83,1	82,1	12	2,9	2

PESCADOS, MARISCOS, MOLUSCOS Y CRUSTÁCEOS (continuación)

NOMBRE DE LOS ALIMENTOS	PORCIÓN COMEST.	AGUA g	ENERGÍA kcal	PROTEÍNA g	GRASA g	HIDRATOS g
Merluza	64	80,2	93,2	17	2,8	0
Mero	57	79,1	103,6	16,9	4	0
Ostras	16	87,3	58,8	10,1	1,6	1
Palometa	60	75	125	20	5	0
Pescadilla	75	83	71	16	0,6	0,4
Percebes	15	85,9	58,9	13,6	0,5	0
Pez espada	94	78,7	106,7	17	4,3	0
Pulpo	74	81,9	102,4	10,6	6	1,5
Rape	54	80,5	85,5	18	1,5	0
Rodaballo	55	79,3	100,8	16,1	3,6	1
Salmón	67	73	158	17	10	0
Salmón ahumado	90	70	170	20	10	0
Salmonete	74	80,2	97,7	14,1	3,7	2
Sardina	72	71	161	19,5	9	0,5
Sardina en conserva en aceite	100	65,8	199,8	21,6	12,6	0
Sardina en conserva en escabeche	100	77,1	129,1	15	7,5	0,4
Trucha	52	80	95	17	3	0
Vieira	25	80,1	84,1	19	0,9	0

PRECOCINADOS Y COCINADOS

NOMBRE DE LOS ALIMENTOS	PORCIÓN COMEST.	AGUA g	ENERGÍA kcal	PROTEÍNA g	GRASA g	HIDRATOS g
Albóndigas	100	53	304	13,2	23,2	10,6
Caldo en cubitos	100	68,9	178,9	20,2	10,9	0
Canapés	100	54,5	239,5	9,4	11,5	24,6
Canelones	100	76,7	127,7	11,9	6,9	4,5
Carne empanada y pastel de carne	100	71,4	143,4	19	5,8	3,8
Cremas (espárragos, champiñón, etc.)	100	71,2	177,2	10,3	12,4	6,1
Croquetas	100	77,8	125,3	8,1	7,3	6,8
Empanadillas	100	38,9	299,9	12	11,1	38
Pescado empanado y pastel de pescado	100	63,6	183,1	12,5	7,5	16,4
Pizza	100	54,3	240,3	9,4	11,5	24,8
Rollitos de primavera	100	54,8	258,8	8,7	15,6	20,9
Sopa (ave, pescado, verdura, etc.)	100	78,9	106,4	10,6	4,4	6,1
Sopa de sobre	100	90,7	50,2	1	2,6	5,7

SALSAS

NOMBRE DE LOS ALIMENTOS	PORCIÓN COMEST.	AGUA g	ENERGÍA kcal	PROTEÍNA g	GRASA g	HIDRATOS g
Bechamel	100	79,8	114,3	4,2	6,7	9,3
Ketchup	100	73,9	104,4	2,1	0	24
Mayonesa	100	19,2	717,7	1,8	78,9	0,1
Mayonesa light	100	55,4	353,4	0,2	35	9,4
Mostaza	100	84,4	84,4	4,7	4,4	6,5
Sofrito	100	80,9	119,4	1,6	8,6	8,9

VERDURAS Y HORTALIZAS

NOMBRE DE LOS ALIMENTOS	PORCIÓN COMEST.	AGUA g	ENERGÍA kcal	PROTEÍNA g	GRASA g	HIDRATOS g
Acelga	68	91,8	35,3	2	0,5	5,7
Ajo	77	67,8	129,8	6	0,2	26
Alcachofa	36	86,9	53,4	2,9	0,2	10
Apio	69	95,3	19,8	1,3	0,2	3,2
Berenjena	85	93,6	26,6	1,2	0,2	5

VERDURAS Y HORTALIZAS (continuación)

NOMBRE DE LOS ALIMENTOS	PORCIÓN COMEST.	AGUA g	ENERGÍA kcal	PROTEÍNA g	GRASA g	HIDRATOS g
Berro	67	95	21,5	1,7	0,3	3
Boniato y batata	79	70,6	121,1	1,7	0,7	27
Calabaza y calabacín	72	93,8	25,8	1	0,2	5
Cardo	80	94,9	21,4	1,4	0,2	3,5
Cebolla	90	88,4	47,4	1,4	0,2	10
Cebolla tierna, cebolleta y puerro	85	90,4	39,4	0,9	0,2	8,5
Champiñón y setas	78	93,6	27,1	2,1	0,3	4
Col y repollo	71	93,6	26,6	2,3	0,2	3,9
Col de Bruselas	82	87,3	54,3	4	0,7	8
Coliflor y brócoli	72	93,5	27	2,3	0,2	4
Endibias	81	94,4	22,9	1,5	0,1	4
Escarola	64	94,2	24,7	1,5	0,3	4
Espárragos	61	94,3	23,8	2,5	0,2	3
Espárragos enlatados	100	94,4	23,9	1,9	0,3	3,4
Espinacas	82	94,1	26,1	2,9	0,5	2,5
Espinacas congeladas	100	94,2	39,2	2,3	3,2	0,3
Grelos y nabizas	81	95,9	17,9	2,7	0,3	1,1
Guisantes	44	79	86,5	6	0,5	14,5
Guisantes congelados	100	83,5	68	5,1	0,4	11

VERDURAS Y HORTALIZAS (continuación)

NOMBRE DE LOS ALIMENTOS	PORCIÓN COMEST.	AGUA g	ENERGÍA kcal	PROTEÍNA g	GRASA g	HIDRATOS g
Habas	50	85,4	59,9	5	0,3	9,3
Judías verdes	91	91,5	35	2,3	0,2	6
Lechuga	63	96,2	16,2	1,4	0,2	2,2
Maíz cocido desgranado	100	87	53	1,1	0,2	11,7
Nabos	73	93	29	0,8	0,2	6
Patata cocida	95	78,9	84,9	2	0,1	19
Patatas fritas	100	0,5	583	6,7	37	55,8
Puré de patata	100	12,3	354,3	7	0,7	80
Pepino	77	97,2	12,2	0,7	0,2	1,9
Perejil	100	87,3	55,8	3,7	1	8
Puerros	65	90	42	2	0,4	7,6
Rábanos	61	94,8	21,3	1,1	0,1	4
Remolacha	82	90,5	38,5	1,4	0,1	8
Tomate	94	93,3	27,8	1,1	0,2	5,4
Tomate enlatado al natural	100	96,4	15,4	1,1	0,2	2,3
Tomate frito	100	89,8	70,3	1	5,9	3,3
Tomate zumo	100	94,8	21,8	1	0,2	4
Trufas	100	77,5	92,5	9	0,5	13
Verduras en juliana	100	93,5	28,5	0,9	0,5	5,1
Zanahoria	100	89,6	43,1	1,1	0,3	9

Para contactar con el autor, llame al teléfono 001 305 3580199, en Miami, en español o en inglés; o en Madrid al teléfono 807 517 111 (precio máximo de la llamada 0,34 €+ IVA, por minuto).

También puede visitar nuestra página en internet:

www.adelgazarsinmatarse.com

o comunicarse directamente conmigo a través de mi correo electrónico:

brugosdiet@yahoo.com

CUESTIONARIO DE REQUERIMIENTOS NUTRICIONALES

Nombre ....

Fecha de nacimiento ....

Domicilio ....

Ciudad .... País ....

Tel. de casa .... Tel. del trabajo ....

Estatura .... m   Perímetro de hombros .... cm

Perímetro de pecho .... cm   Perímetro de cadera .... cm

Perímetro de muslo .... cm   Perímetro de cintura .... cm

Complexión   fuerte ❑   mediana ❑   débil ❑

Peso actual .... kg

¿Cuánto tiempo hace que lo mantiene? ....

Desea bajar de peso .... kg   Desea subir de peso .... kg

Desea fortalecerse   sí ❑   no ❑

¿Ha seguido alguna dieta?, si es así, descríbala resumidamente, indicando tiempo y resultados ....

....

¿En qué zonas del cuerpo tiene mayor acumulación de grasa? ....

¿Tiene celulitis?   Mucha ❑   poca ❑   nada ❑

¿Estreñimiento?   Mucho ❑   poco ❑   nada ❑

¿Padece alguna enfermedad o dolencia crónica? ....

¿Sigue algún tratamiento médico? ....

¿Cuándo se hizo el último análisis de sangre? (si es reciente le rogamos nos envíe una copia o nos indique las deficiencias que tuviera) ....

¿Ha tomado o toma polivitamínicos, minerales o proteínas? Si es el caso indique cuáles, cuánto tiempo y en qué cantidades ....

....

INDIQUE LO MÁS DETALLADAMENTE POSIBLE TODO LO QUE COME Y BEBE AL DÍA:

Desayuna a las ....
y su desayuno se compone de ....

....

A media mañana toma ....

Almuerza a las ....
y su almuerzo se compone de ....

....

Merienda a las ....
y su merienda se compone de ....

....

Cena a las ....
y su cena se compone de ....

....

¿Qué bebidas toma durante las comidas o fuera de ellas diariamente? ....

....

¿Cuánto pan toma durante las comidas o fuera de ellas diariamente? ....

¿En qué trabaja? .... ¿Qué deporte practica? ....

Describa su entrenamiento ....

¿A qué hora se acuesta? ....

¿Cuántas horas duerme? ....

¿Y en la siesta? ....

Describa cualquier punto que desee resaltar o ampliar: ....

Impreso en Litografía Rosés, S.A.
Energía, 11-27 (Polígono La Post)
08850 Gavà (Barcelona)